„Und ich lebe noch!“
Ein Leben das so nie geplant war

Ines Vasku
Marianne Honl
Ausgabe:2015

Book on Demand
Eigenverlag NMIV Publisher: Epubli

Ines Vasku & Marianne Honl: “Und ich lebe noch!“
Ein Leben, das so nie geplant war 2015

Einrichtung und Druck des Textes wurden von Ines V. und Epubli vorgenommen.

Umschlaggestaltung: Kathi Roestel, Berlin (http://littlebluebox.jimdo.com)

Sämtliche Ähnlichkeiten mit lebenden oder verstorbenen Personen sind rein zufällig und nicht gewollt oder abgesprochen. Namen wurden geändert.

Buchbestellungen

Verlag NMIV oder Epubli

Ines Vasku
Waagstraße 16
3382 Loosdorf
oder www.epubli.de

Es gibt das Buch als Print Und E-Book Version
Auf der Epubli Website, Amazon und im Handel
E-Book: Kindle, Tolino, Apple u.v.m

Preis Taschenbuch: 14,90 Euro
E-Book: 9,99 Euro

Je nach Ort der Bestellung ob bei Epubli oder Privat an undichlebenoch@gmx.at kann der Versand zwischen 2-4 Wochen liegen nach Erhalt der Zahlung

Versand Kostenlos

Über Feedback per Mail würden wir uns sehr freuen!!!

Inhaltsverzeichnis

Vorwort

Ich bin gerade 24 Jahre alt und habe beschlossen, meine Lebensgeschichte aufzuschreiben. Vielleicht wunderst du dich, warum ich in so jungem Alter schön auf eine solche Idee komme und zunächst scheinst du da ja auch Recht zu haben. Ich habe auf den ersten Blick kein allzu schweres Leben. Ich wurde nie geschlagen misshandelt oder missbraucht. Ich lebe in einer relativ normalen Familie, habe drei Geschwister und meine Eltern sind glücklich verheiratet. Es fehlt uns eigentlich an nichts. Soweit scheint alles perfekt und deine Skepsis berechtigt, doch da gibt es etwas, was du noch nicht weißt: Ich kam mit einer Körperbehinderung auf die Welt und das macht mein Leben um einiges komplizierter. Ich bin seit meiner Kindheit nahezu ununterbrochen krank gewesen und habe seit meinem 16. Lebensjahr eine schwere Depression. Gleich einer Selbsttherapie möchte ich hier mein Leben niederschreiben um es mit anderen zu teilen und vielleicht dem einen oder anderen damit zu helfen.

Zwar weiß ich nicht, ob alles was ich hier schreibe wirklich genau so passiert ist, da es größere Passagen meines Lebens gibt, die ich nur noch aus Erzählungen anderer kenne, doch das hier ist die Geschichte meines Lebens wie ich sie kenne.An die ersten Jahre meines Lebens habe ich nur noch wenige Erinnerungen, also sind auch die ersten Kapitel dieses Buches recht kurz. Je weiter die Zeit jedoch verstreicht, umso dichter verwoben wird meine Erinnerung und mit ihr wachsen natürlich auch die Kapitel.

Hallo Welt

Eben habe ich geschrieben, dass das hier meine Geschichte ist, doch zu meiner Geschichte gehört auch, einen kurzen Blick auf die Zeit vor meiner Geburt zu werfen.
Da gibt es auch einiges zu erzählen, was für mein Leben entscheidend war, vor allem über meine Eltern.
Hätten sie sich nicht kennengelernt, würde es mich nicht geben, oder ich wäre zumindest jemand ganz anderes, als ich es jetzt bin.

Meine Eltern lernten sich schon in Kindheitstagen kennen, da sie nicht weit voneinander entfernt wohnten und deshalb oft zusammen spielten. Ich würde nicht sagen, dass meine Eltern überaus romantisch sind, doch aus Freundschaft wurde Liebe und beim Sonnwendfeuer 1981 wurden sie ein Paar.

Zwei Jahre später starb die Oma meines Vaters und vererbte ihm ihr Haus, welches sich schräg gegenüber vom Elternhaus meiner Mutter befindet. Meine Eltern beschlossen es selbst umzubauen.
Es war nur ein kleines Gebäude mit drei

Räumen, doch mein Vater und meine Mutter unterkellerten es eigenhändig und nach und nach kamen weitere Räume und ein zweites Stockwerk hinzu.
Es war viel Arbeit und dauerte schließlich drei Jahre bis sie fertig waren.
Mein Vater arbeitet bis heute daran - ihr wisst ja "es gibt immer was zu tun" und ich bin der Überzeugung, dass dieses Haus eine und vor allem seine Lebensaufgabe ist.....

Fünf Jahre später - wir schreiben nun 1987 - beschlossen meine Eltern zu heiraten.
Wieder ein Jahr darauf, 1988, erblickte mein Bruder Stefan das Licht der Welt. Einige Verwandte nahmen sofort an, sie hätten nur geheiratet, weil meine Mutter schwanger war - doch da haben sie sich im wahrsten Sinne des Wortes verrechnet, sie hatten schlichtweg vergessen zu bedenken, dass Stefan einen Monat zu früh geboren wurde.

Alles war perfekt, doch drei Monate nach seiner Geburt hatte meine Mutter beim Holz schneiden einen schweren Unfall. Die Sicherung der Kreissäge griff nicht und sie schnitt sich alle Finger der linken Hand ab. Leider konnten diese

nicht mehr gefunden und somit auch nicht wieder angenäht werden.
Aus diesem Grund wurde meine Mutter von den Behörden in Frühpension geschickt, da sie aus ästhetischen Gründen nicht mehr in ihrem erlernten Beruf als Schuhverkäuferin arbeiten konnte.
Wie man sieht, schmeißt das Schicksal gerne einer Familie mehrere Brocken zu.

Trotz allem entschieden sich meine Eltern zwei Jahre nach der Geburt meines Bruders, ein weiteres Kind zu bekommen. Der Wunsch erfüllte sich schneller als gedacht.
Einen Tag bevor meine Mutter den Frauenarzt besuchen wollte, da sie schon den Verdacht hatte schwanger zu sein, träumte sie, sie würde Drillinge bekommen.
Tags darauf war sie daher kaum überrascht, als der Arzt ihr mitteilte, dass es drei Babys werden sollten.
Die erste Reaktion meines Vaters, als er seine Frau mit drei Mutter-Kind-Pässen nach Hause kommen sah, war die ebenso einfache wie praktische Feststellung: „Das Auto ist zu klein.“
(Männer eben - denken immer zuerst ans Auto)
Mama erzählt noch heute, dass sie im zweiten

Monat schon aussah wie andere Mütter im sechsten Monat.
Es ist vielleicht auch noch erwähnenswert, dass wir auf natürlichem Weg entstanden sind und dreieiige Drillinge sind.
Die Schwangerschaft verlief zu Beginn problemlos. Das Einzige, was meine Mutter heute noch als sehr nervig beschreibt, war, dass der Arzt bis zum Schluss nach einem vierten Kind suchte. Er war der festen Überzeugung, dass wir im Kreis lagen und im Raum zwischen uns ein viertes Baby versteckten.
„Ich bekomme nur Drillinge, da ist kein viertes!“, fuhr sie den Arzt an, als er wieder mal beim Ultraschall am Monitor danach suchte.
Und so bin ich wortwörtlich auf der Bildfläche erschienen.

Die Zeit verging und endlich durfte meine Mutter ihren Bauch wieder für sich alleine haben.
Am 30.08.1991 wurden wir 10 Wochen zu früh per Kaiserschnitt auf die Welt geholt.
Mama erzählt immer, dass der OP voll mit Leuten war - für jedes Baby ein eigenes Team mit Arzt, Kinderkrankenschwester und anderen wichtigen Leuten. Könnte ich mich aktiv daran

erinnern, wüsste ich wohl wie es ist, im sogenannten Blitzlichtgewitter zu stehen.
Nur Mama musste wohl sehr erschrocken gewesen sein über den Menschenauflauf im Kreissaal, noch dazu war mein Vater in Wien und wollte gerade seinen Nachtdienst antreten, als es hieß, Kommando zurück, auf los geht´s los - die Babys werden geholt. Also hat er sich schleunigst wieder auf den Rückweg gemacht.

Die Geburt verlief also soweit ganz gut und ironischerweise muss man dazu sagen, dass ich selbst am "gesündesten" zur Welt kam.
Im Gegensatz zu meinem Bruder, der zu faul zum Atmen war und meiner Schwester, die störrisch gegen das Beatmungsgerät arbeitete und aufgrund eines Lungenplatzers fast gestorben wäre, benötigte ich nur einen Tag an der Lungen-Maschine.
So gut mein Start war, so schnell änderte sich mein junges Leben, da ich mein Frühchengewicht ewig nicht auf das normale Geburtsgewicht bringen konnte. Und vorher durfte ich nicht zu meinen Geschwistern heim.
Meine steile Krankenhauskarriere habe ich also bereits mit wenigen Tagen begonnen und das sollte sich auch nicht ändern - ich bin halt ein

treuer Stammgast, der immer wieder kehrt. (oder kehren muss)
Obwohl ich schon zugeben muss, dass ich gerne mal verschiedene Lokalitäten besuchen - es muss(te) nicht immer dasselbe sein - man möchte ja auch etwas Abwechslung im Leben.

Als ich dann endlich zu meinen Geschwistern nachhause durfte, war soweit alles gut. Jedoch stellte der Kinderarzt nach wenigen Monaten fest, dass ich in der Entwicklung immer mehr zurück blieb.
Mit 6 Monaten wurde diagnostiziert, dass ich Spastiker bin - kurz gesagt, meine Bänder sind verkürzt und die Ärzte meinten, ich werde niemals gehen, geschweige denn frei sitzen können.
Wie man sich vorstellen kann, war das für meine Eltern ein großer Schock, doch sie haben sofort mit den notwendigen Physiotherapien für mich begonnen.
Allgemein muss man sagen, dass meine Eltern immer akzeptiert haben wie ich bin. Egal was war und was noch kommen wird, meine Eltern haben mich in allem unterstützt, sie haben mich nie aufgegeben und immer an mich geglaubt. Sie haben mir geholfen und dabei einen unglaublich

Einsatz geleistet und tun das heute immer noch. Ich hoffe, dass sie wissen, wie sehr ich Ihnen dafür dankbar bin und dass ich das niemals genug zeigen oder sagen könnte.
Es gibt einige Menschen in meiner Familie, die meine Behinderung nicht akzeptieren können und auch ganz schlecht damit umgehen. So zum Beispiel meine Oma, von der ich immer glaubte, dass sie ein schlechtes Gewissen mir gegenüber hat. Oder als anderes Beispiel ist zu erwähnen, dass niemand mein Taufpate sein wollte, außer meine Tante Petra.
Leider habe ich in meiner eigenen Verwandtschaft viel Ablehnung erlebt, das sollte sich auch in den kommenden Jahren nicht ändern.
Mein Vater hat mir immer versucht zu erklären, dass viele Menschen die perfekte Familie anstreben. Nun, in dieses Bild passe ich eventuell nicht - ich denke, dass sie mit der Situation überfordert waren und es heute noch sind.
Ich möchte hier auch nur meine subjektiven Empfindungen teilen und ganz sicher niemanden verletzen oder beleidigen.
Das beste Ergebnis wäre natürlich, den einen oder anderen zum Nachdenken anzuregen, denn

was ist schon normal? Was passt in eine perfekte Familie und was nicht?
Wer bestimmt, was normal ist oder perfekt?
Und wer setzt eigentlich und leider so oft fest, dass man Menschen mit Behinderung nicht in perfekte oder normale Familien integrieren kann?
Sogar im Kindergarten hatten wir es geschafft, dass ich das erste Integrationskind mit Behinderung war und ich konnte weder gehen noch stehen.
Obwohl ich nur sehr wenige Erinnerungen an die Kindergartenzeit habe und meine Schwägerin in Spe, Anke, Lebensgefährtin meines Bruders Stefan, mir auf die Sprünge helfen muss, kann ich mich an eine besondere Situation erinnern und sehe diese noch immer vor mir.
Wir sollten alle bei einer bestimmten Stelle rutschen und die Tante meinte, ich soll das auch versuchen. Da hat sich mein Bruder aufgeplustert, die kleinen Ärmchen in die Hüfte gestemmt und zur Tante gesagt: "Die Ines kann das aber einfach nicht!"
Wie man sieht kann sich auch ein kleiner Mensch für andere einsetzen - schade, dass dieser Wesenszug vielen erwachsenen

Menschen verloren geht.

Unfall

Ich bin ein sehr ehrgeiziger Mensch, oder war es zumindest mal. Viele meiner Fähigkeiten, die ich nie hätte erlernen sollen, habe ich auch meinen Geschwistern zu verdanken.
Ich wollte immer genauso sein wie sie und habe mich sehr bemüht, ihnen hinterher zukommen.
Gegen alle ärztliche Prognosen lernte ich bis zu meinem vierten Lebensjahr zu sitzen und nach einer orthopädischen Operation auch laufen.
Zwar konnte ich nie so gehen wie gesunde Menschen, aber ich konnte mich alleine und ohne Hilfe fortbewegen. Das war für alle ein kleines Wunder, vor allem für die, die es mir nicht zugetraut haben.

Doch all diese Fortschritte wurden von einem schlimmen Unfall überschattet, welcher noch immer Spätfolgen nach sich zieht und ich bis heute nicht verstehen kann, warum das so ist.
Meine Mutter macht sich, wie ich vermute, heute noch Vorwürfe für diesen Vorfall, der wie folgt passiert sein kann und von dem es zwei Versionen gibt.
Meine, und die meiner Eltern.
Sie war nur eine Minute bei meinen

Geschwistern im Wohnzimmer und da passierte das Unglück.
Die Version meiner Eltern besagt, dass ich versucht hätte, mich in der Badewanne hinzustellen. Da ich noch nicht richtig stehen konnte, bin ich dann angeblich umgefallen. Dabei sei ich mit der Hand an den Drehknopf für das heiße Wasser gekommen, woraufhin sich dieses über mich ergoss.
In meiner Erinnerung hingegen spielte ich mit einem Waschlappen. Um diesen mit Wasser zu füllen, drehte ich den Hahn auf, doch leider erwischte ich statt dem kaltem das heiße Wasser. Ich dürfte das nicht sofort bemerkt haben, da sich zuerst der Waschlappen füllte und erst dann auslief.
Als ich dann realisierte, dass ich gerade mit heißem Wasser hantierte, war es auch schon zu spät: Der Waschlappen wurde mir zu schwer und sein Inhalt landete auf meinen Beinen. Durch den Schmerz erschreckt, riss ich sie hoch und ebnete dem heißen Wasser so den Weg auf Bauch, Beine und Po.
Egal welche Version nun stimmen mag, nachdem mich meine Mutter aus meiner misslichen Lage in der Badewanne befreit hatte, fuhren wir sofort zu unserem damaligen

Hausarzt, der 2-3 große Brandblasen und Rötungen feststellte. Er verordnete mir ein Schmerzmittel und sagte, dass ich viel trinken und mich meine Eltern am nächsten Tag ins Krankenhaus fahren sollten.

Leider wusste er nicht, wie gravierend die Verletzung wirklich war, denn bei „nur“ 60°C Wassertemperatur wäre ich normalerweise noch mit leichten Verbrennungen davongekommen, doch dem war nicht so.

Unglücklicherweise habe ich eine starke Bindegewebsschwäche, was aber damals noch nicht bekannt war. Durch diesen Umstand war meine Haut um ein Vielfaches verletzbarer und so kam es, dass ich auf 25 Prozent der Hautoberfläche Verbrennungen dritten Grades hatte, denn als ich am nächsten Morgen erwachte, hing mir die Haut in Fetzen an den Beinen hinunter. Dort wo am Abend zuvor noch Brandblasen gewesen waren, klafften offene Wunden. Es bestand akute Lebensgefahr.

Ich weiß nur noch von Erzählungen, dass meine Eltern die Rettung riefen. Einen Monat musste ich im Krankenhaus verbringen, doch ich erinnere mich kaum daran. Ich weiß nur noch, dass sich sehr viele Gesichter über mir befanden und ein Arzt meine Mutter ankeifte, warum sie nicht früher mit mir gekommen war. Auch das Luftbett in welchem ich liegen musste, um Druckstellen zu vermeiden, ist mir in unliebsamer Erinnerung geblieben. Das Geräusch, das es machte, ließ mich fast verrückt werden.

Alles was danach kam, bis hin zu meinem siebten Lebensjahr, ist sehr verschwommen, besser gesagt kann ich mich an fast nichts erinnern und muss mich an Erzählungen festhalten. Dass ich den unmittelbaren Unfall und die Zeit danach im Krankenhaus verdrängt habe mag ja noch logisch sein, aber warum wurde durch den Unfall eine Erinnerungslücke ausgelöst, die auch lange nach dem Unfall jegliches Erlebte für mich verschlossen hält? Es scheint so, als hätte mein Hirn angefangen verschiedene Zeiträume auszublenden und das tut es heute noch....

Natürlich ist es komisch, ganze Jahre seines eigenen Lebens nicht aus der eigenen Erinnerung zu kennen, doch Mama, ich möchte nicht, dass du dir Vorwürfe machst. Meine Geschwister brauchen dich genauso wie ich. Das war, ist und wird auch immer so bleiben. Selbst wenn du nur diese eine Minute nicht weggewesen wärst, hätte alles genauso passieren können. Bitte mach dir keine Vorwürfe Mama, du bist NICHT Schuld.

Einschulung – Volkschule

Eine besondere Erinnerung habe ich auch noch an meine Einschulung. Sie ist deswegen so besonders, weil Oma selbst bestickte Schultüten für uns gemacht hatte. Und die waren riesig! Einfach toll.

Das ist wieder eine Art und Weise, wie meine Oma Zuneigung zeigen kann.

Ach ja, da fällt mir wieder ein, was noch so besonders war. Gleichzeitig zur Einschulung konnte ich auch die ersten erfolgreichen Gehversuche verbuchen. Zwar konnte ich nicht so ins Klassenzimmer hüpfen wie andere Kinder, aber ich schaffte es zumindest hinein.

Die Kinder waren in diesem Alter noch viel offener und ich fühlte mich nicht ausgegrenzt. Noch nicht. Sie stellten ganz einfach Fragen und es war für sie normal, dass ich ein bisschen anders war.

Später ändert sich dieses „Normal“ in unseren Köpfen - tragisch, dass der Mensch sich so oft zurückentwickelt, es gibt nicht viele, die sich ihre Offenheit behalten. Je älter ich wurde, desto weniger fühlte ich mich zugehörig.

So begann ich also in die Vorschule - nachdem es bereits eine lange Diskussion gab, ob ich die normale Schule oder die Sonderschule machen darf und kann.

Meine Erinnerungen sind auch hier sehr schwach, aber ich weiß von einer Szene, die mir ganz stark im Gedächtnis geblieben ist. Ich hatte eine Kindergartenfreundin, die ebenfalls behindert war und gleichzeitig mit mir in die Schule kam. Ich sah sie im Klassenzimmer und hatte mich schon sehr darauf gefreut, mit ihr gemeinsam diesen großen, neuen Schritt zu tun. Leider stellte sich dann heraus, dass sie nur mit ihrem Bruder da war und selbst in die Sonderschule musste. Für mich war diese Entscheidung eine so herbe Enttäuschung und ein so einschneidendes Erlebnis, dass es mir bis heute in den Knochen sitzt.

Die Volksschule war eine besondere Herausforderung, denn so sehr ich mich bemühte, waren meine Leistungen von Anfang an schwach. Die Lehrerinnen und Lehrer haben immer wieder gedrängt und verlangt, dass ich mehr lernen und üben muss, doch das war einfach nicht möglich. Einerseits, weil ich sehr oft krank war und andererseits, weil ich ja schon alles versuchte.

Auch als meine Mutter den Lehrern schon sagte: "Wie soll sie denn noch mehr lernen, wenn der Tag nur 24 Stunden hat?", trat danach keine wirkliche Besserung ein.

Der Druck war hier bereits besonders enorm für mich, denn zu den schulischen Problemen kamen, wie bereits erwähnt, ständig irgendwelche Krankheiten dazu.
Ich musste immer wieder ins Krankenhaus und hatte speziell in dieser Zeit auch noch mit dem Kindheitsasthma zu kämpfen. Anfangs waren die Behandlungserfolge nicht sehr gut und der ständige Einsatz von Kortison verursachte ziemlich schnell eine Abhängigkeit. Ich brauchte das Medikament, sobald die Wirkung nachgelassen hatte.
Meine Eltern entschieden sich damals dafür, die Kinesiologie auszuprobieren. Unser damaliger Hausarzt war jedoch dagegen, aber als er die sensationellen Erfolge sah, war er ebenfalls äußerst überrascht. Schließlich war er sogar verärgert darüber, dass diese Behandlungsform, trotz der Fortschritte die sie mit sich brachte, nicht von der Krankenkasse mitfinanziert, sondern lieber in Kortison-Behandlungen investiert wurde. Bereits damals haben mein

Vater und meine Mutter ausnehmend viel Geld in Therapien gesteckt.

All diese Umstände raubten mir viel Zeit für die Schule und ich bekam eine Stützlehrerin, die zusätzlich und sehr oft nur alleine mit mir gelernt hat, aber dadurch fühlte ich mich natürlich auch oft ausgegrenzt. So musste ich diverse Diktate separat mit der Direktorin machen und das ist keine einfache Situation für ein kleines Kind.
Allgemein ist es mir oft so ergangen, dass ich mich unverstanden gefühlt habe, weil ich gewisse Dinge einfach nicht so gut oder gar nicht konnte. Manchmal ist es mir so vorgekommen, als würde man mehr von mir verlangen als überhaupt möglich war und gewesen wäre. Das war extrem entmutigend und hat mich nicht motiviert sondern unglaublich demotiviert.
Ich will nicht sagen, dass sich meine Lehrerin nicht bemüht hätte, aber ich denke doch, dass sie auf diese Situation mit mir nicht vorbereitet war und schlicht zu wenig Erfahrung hatte.
Es gab auch Momente, wo ich sie aus ganz anderer Sicht erleben durfte, so mussten wir eines Tages einen Feueralarm proben. Da ich auf

keinen Fall so schnell laufen konnte, hat sie mich kurzerhand aus dem Schulgebäude getragen.
Es gibt hier auch ein paar Erinnerungen, die so normal sind wie bei anderen, gesunden Kindern auch.

Liebes Tagebuch,
heute war es sehr aufregend in der Schule. Ich habe mit einer Klassenkameradin in den Sachen meiner Lehrerin herum geschnüffelt. Wir hatten ja einen Test. Und wir waren uns sicher, dass die Ergebnisse schon dabei sind. Leider haben wir die Sachen falsch zurückgelegt und sie hats bemerkt. Was für ein Schreck. Wir wurden stundenlang verhört, mindestens 2 Stunden. Es war furchtbar. Wir wollten ja wirklich standhaft bleiben, aber dann sind wir doch eingeknickt und haben alles zugegeben. Obwohl wir geständig waren, haben wir trotzdem eine gewaltige Schimpferei zu hören bekommen. Ich verspreche, ich mach das nieee wieder!

Hallo Tagebuch,
ich muss dir was erzählen. Ich hatte einen wirklich schönen Tag! Heute war Faschingsfest in der Schule. Ich liebe diese Feste. Da gibt es wirklich viele Süßigkeiten, die sind so lecker. Ich war selbst auch verkleidet - du errätst nie, wer ich war!!!
Harry Potter, du weißt ja, dass ich ein Fan bin! Und es war so lustig heute!

Diese Erinnerungen zeigen, dass auch ich ein normales kleines Mädchen war, nur eben mit einem kranken Körper. Ich wollte genauso meinen Spaß haben, wie alle anderen auch.

Im Gegensatz zu mir waren meine Geschwister körperlich relativ fit, sie hatten keine weiteren Folgeschäden durch die Frühgeburt davongetragen.
Wir besuchten auch gemeinsam die Volksschule und waren zu Beginn immer zu Dritt unterwegs. Nach und nach entwickelte sich aber jeder in seine eigene Richtung. Schulisch gesehen war mein Bruder Christopher auch nicht so herausragend, aber er konnte sich immer irgendwie durchschlagen. Meine Schwester

Christina war zwar sehr intelligent, aber leider auch zu faul zum Lernen.

Bereits damals in der Volksschule kam ich mit dem Thema Mobbing in Berührung. Mein Kumpel MOBBING wollte mich auch leider nicht mehr verlassen, genauer gesagt ist er sogar mit mir mit gewachsen.
Dass man mir den Sessel unter meinem Hintern wegzog, war neben Anfeindungen, Beleidigungen und Beschimpfungen nur eines der Übel.
Ich hatte damals nur eine wirklich gute Freundin gemeinsam mit meiner Schwester Christina. Theresa war immer mit uns unterwegs, sie war ständig bei uns, auch zuhause, sodass sie fast schon ein Familienmitglied war. Die Zeit war so schön und daran denke ich gerne zurück.
Trauriger weise musste ich später feststellen, dass sich Menschen grundlegend ändern können.

Rückblickend auf die Volksschulzeit muss ich trotz allem sagen, dass diese Zeit noch um ein Vielfaches unbeschwerter war als es die Hauptschulzeit je werden sollte.

Hauptschulzeit

Zu Beginn der Hauptschulzeit hatte ich noch die Hoffnung, dass ein Schulwechsel und gleichzeitiger Ortswechsel, alles besser machen würde.
Ich kann mich noch gut daran erinnern, als ich das Gebäude meiner damaligen Privathauptschule zum ersten Mal sah. Von Anfang an hinterließ es einen drückenden und finsteren Eindruck.
Hätte ich damals schon gewusst, dass auch die Jahre so finster wie das Objekt werden sollten, hätte ich, zumindest so gut es eben für meine Verhältnisse möglich gewesen wäre, die Flucht angetreten.

Schon beim ersten Gespräch mit der Direktorin, ob denn ein Kind mit Behinderung hier zur Schule gehen dürfe, lag nicht unbedingt Harmonie in der Luft.
Zumindest wurde die Zusage getätigt, dass man Rücksicht nehmen würde und jeder wusste, dass ich mit vielen Krankheiten zu kämpfen hatte.
Die Rücksichtnahme war schon bald vergessen und krankheitsbedingte Ausfälle wurden ständig und wiederholt vorgehalten.

Stimmen wurden sogar laut, dass die Schulzeit wegen meiner vielen Fehlstunden gar nicht angerechnet werden sollte. Obwohl ich mich bemühte, stets alle Tests und Schularbeiten so gut wie möglich nachzuholen, manchmal sogar mit zwei Prüfungen an einem Tag, meinten ein paar Lehrer, meine Noten wären nicht bewertbar.

Mein Klassenvorstand zu Beginn war ein sehr junger Lehrer, damals sogar Österreichs jüngster Lehrer. Mit ihm habe ich einige Hochs und Tiefs erlebt. Einerseits war er sehr nett und bemüht, andererseits hat er mir teils Dinge an den Kopf geworfen, die für mich unverständlich waren und gleichzeitig das Gefühl erzeugten, ich sei eine Last und anstrengend für ihn.
So zum Beispiel kassierte ich eine Rüge, weil angeblich nur wegen mir eine eigene Konferenz abgehalten werden musste. All diese Anschuldigungen machten sich dann ebenfalls wieder körperlich sichtbar.
Dann gab es wieder Phasen, vor allem als mein Tochter-Mutter-Verhältnis nicht so gut war. In dieser *Zeit* unterstützte er mich einfühlsam.
Außerdem kann ich mich noch sehr gut an einen lustigen Tag auf der Landschulwoche erinnern.

Liebes Tagebuch,
Die Landschulwoche ist bis jetzt ganz nett, es ist schön hier. Heute wars besonders lustig. Alle Kinder waren unterwegs, nur Christina, eine Schulkollegin und ich sind in der Hütte geblieben. Die zwei anderen Mädels haben sich verletzt und darum ist auch der Lehrer dageblieben. Wir hatten eine Menge Spaß, unser Lehrer hat mit uns Gstanzl gesungen - über jeden Schüler einen eigenen Text. Das war echt zum Zerkugeln.
Außerdem haben wir abends ein Spiel gespielt, das unsere Klassengemeinschaft stärken soll. Dazu haben wir ein Luftballon-Bett gebaut. Und weil ich schon so müde war, habe ich mich darauf gelegt. Irgendwann bin ich dann eingeschlafen - aber ich weiß, dass mich der Lehrer zugedeckt hat. Finde ich total nett von ihm, richtig fürsorglich.

Ich vermute, dass sehr viele Menschen einen Zwiespalt mit sich selbst haben. Einerseits sind sie von Mitleid befallen und versuchen zu helfen, andererseits ist ihnen der Umgang mit mir vielleicht zu anstrengend und überfordernd? Es wirkt oft so, dass Menschen, die mir zu nahe kommen und sich mit einer Situation wie meiner auseinandersetzen müssten, ganz schnell wieder

Abstand suchen und nehmen.
Vielleicht ist es die Angst, zu viel zu sehen? Oder die Furcht, dass man diese Eindrücke nicht verarbeiten oder gar wieder loswerden kann? Oder aber es ist eine generelle Angst vor Leid? Vielleicht aber ist es auch einfach zu anstrengend für manche Menschen, sich überhaupt mit dem Thema "anders sein" zu beschäftigen?

Ein Paradebeispiel für Menschen, denen es meiner Meinung nach an Umsicht fehlt, ist meine ehemalige Hauptschuldirektorin.
Schon meine Mutter hatte diese Frau als Mathematiklehrerin in der Schule.
Meine Mutter war bereits als Mädchen eine ausgezeichnete Mathematikerin.
Es gab viele Aufgabenstellungen, bei denen meine Mutter schneller und besser rechnete als ihre Lehrerin. Das dürfte dieser gar nicht gefallen haben.
Diese Tatsache ist laut Vermutungen meiner Mama auch Mitschuld daran, dass die Direktorin uns Drillinge so sehr gequält hat.
Ich habe es so erlebt, dass diese Frau kein Einfühlungsvermögen für junge Menschen in schwierigen Situationen hat. Überhaupt

vermittelte sie mir das Gefühl niemanden zu mögen.
Christopher, mein Bruder, hat die Schule verlassen, weil er sich so derartig angegriffen gefühlt hat und nicht mehr mit der Situation umgehen konnte. Er war wie alle anderen Schüler, aber bestimmt nicht besonders auffallend. Zu seinem fast täglichen Ritual wurde es jedoch, immer und immer wieder die Hausordnung abzuschreiben.

Es war auch keine Seltenheit, dass ich den ganzen Tag in der Klasse sitzen musste. Der Grund dafür war einfach, dass verabsäumt wurde, rechtzeitig eine Meldung nachhause zu schicken, dass ein Ausflug stattfinden und ich den Rollstuhl benötige würde.
Zu dieser Zeit fiel mir das Gehen schon immer schwerer. Solche Tage verbrachte ich dann einsam im Klassenzimmer - immer bewacht von der Frau Direktor, die kontrollierte, ob ich auch noch nicht geflohen war.
Natürlich zogen solche Ereignisse die Konsequenz mit sich, dass meine Eltern die Schulleiterin zur Rede stellten. Regelrechte Schreiduelle wurden hier ausgetragen, so laut dass man dies vom obersten Stockwerk bis zum

untersten hören konnte.
Irrwitziger weise durfte mein Vater sich diese Vergehen erlauben, ihm wurde das nicht übel genommen. Lieferte meine Mutter aber einen Aufstand dergleichen, wurde das kommentiert mit: "Ich verstehe nicht, warum ein so netter Mann eine so bissige Frau hat!"
Auf alle Fälle verbesserte nichts die Situation und wir befanden uns in einem wahren Teufelskreis. Immer wenn es Auseinandersetzungen gab, hatte das wieder unangenehme Folgen für uns Drillinge. Das zog natürlich nach sich, dass unsere Eltern uns wieder verteidigen wollten. Und so ging das immer weiter – ein hoffnungsloser Zustand, für den sich keine Lösung abzeichnete.

Weil sich die Lage immer mehr angespannt hatte, haben meine Eltern einen Schulwechsel vorgeschlagen. Zu dieser Zeit war ich ebenfalls sehr oft krank und die Ärzte meinten auch, ich sollte ein halbes Jahr oder Jahr unterbrechen. Doch ich wollte weder einen Schulwechsel, noch eine Unterbrechung des Schuljahres und kämpfte vehement dagegen an. Ich wollte es mit aller Kraft irgendwie schaffen und die Hälfte

hatte ich bereits hinter mir, außerdem würde ich noch weiter zurück fallen. Nein, das kam für mich einfach nicht in Frage. Ich wollte unter keinen Umständen klein beigeben.
Aus heutiger Sicht bin ich unendlich froh, dass ich damals die Kraft hatte, durchzuhalten. Ich weiß, dass ich andernfalls die Schule nie beendet hätte, schon allein vor lauter Angst, nach längerer Zeit wieder genau dort einsteigen zu müssen. Dort, wo für mich die Zeit so langsam verging und wo ich nicht erwünscht war.

In der zweiten Hauptschulklasse hatte ich mein Kindheitsasthma zwar bekämpft, aber dafür wurde das Gehen für mich immer beschwerlicher. Konnte ich zuerst noch mühelos die Stufen in den dritten Stock zurücklegen, so wurde das zu einer täglichen Herausforderung. Erst später entdeckte ich zufällig, dass es einen Lift im Gebäude gab, den ich anfänglich aus unerfindlichen Gründen nicht nutzen durfte.
Erst als sich mein Zustand weiter verschlechterte und ich noch mehr meiner körperlichen Fitness verlor, durfte ich den hochheiligen Lift benutzen.
Im Gegensatz zu dieser Ignoranz gab es hier doch wieder ein paar Lehrkräfte, die sich bemüht

haben, den Unterricht so zu gestalten, dass ich so wenig wie möglich die Räume wechseln musste.
Außerdem bekam ich zur Halbzeit der Hauptschule eine neue Klassenlehrerin, die wirklich ein ganz besonderer Mensch war.

Frau Grünberger war eine außerordentliche Hilfe in dieser einschneidenden Zeit für mich und somit war sie klarerweise meine absolute Lieblingslehrerin.
Sie unterrichtete mich in Deutsch und setzte sich, wo es ihr nur möglich war, für mich ein. Sie förderte mich wo es ging und veranlasste, dass ich bei Schularbeiten auch teils andere Themen bekam, als meine Mitschülerinnen und Mitschüler. Themen, die meinem Leben näher waren, denn für mich war es schwierig über Wanderausflüge oder glorreiche Ballettaufführungen zu schreiben. Ich konnte eher diverse Rollstuhlunfälle beschreiben, bei denen ich in hohem Bogen aus dem Gefährt flog oder dergleichen.
Weiters erreichte sie, dass ich in Deutsch nur noch inhaltlich beurteilt wurde, da ich eine ausgeprägte Grammatikschwäche habe.
Ich kann mich außerdem auch noch an die

Sportwoche erinnern, wo Frau Grünberger erreichte, dass eine weitere Betreuungsperson mitfuhr, die nötig war, um mich mitzunehmen. Ohne sie wäre ich nicht auf der Teilnehmerliste gestanden. Die Beiden haben sich dann auch während der Woche aufopfernd um mich gekümmert. So haben wir zusammen gelesen, Karten gespielt oder einfach tolle Gespräche geführt. Dieser Einsatz bedeutet mir auch heute noch sehr viel und ich bin sehr dankbar, dass ich diese große Menschlichkeit erfahren durfte.
Sie verteidigte mich ebenso intensiv gegen gehässige Mitschüler. Ich hab noch eine Szene im Kopf, wo sie mit aller Kraft auf einen besonders üblen Gefährten eingeredet hat und versucht hat ihm ein schlechtes Gewissen zu machen. Doch bei ihm war Hopfen und Malz verloren. Er hatte einfach zu viel Gefallen an seiner Tyrannei mir gegenüber gefunden.

Mobbing

Wie soeben erwähnt gab es viele Kinder, denen es Spaß machte, mich zu quälen, doch drei von Ihnen waren besonders eifrig bei der Sache. Ich will natürlich keine Namen nennen, also lassen wir sie einfach unter den Aliasnamen Tick, Trick und Track durchgehen.
Tick zum Beispiel, dürfte mein Erscheinungsbild nicht gut genug gewesen sein und meinen Namen hat er von Ines in Behindi-Kindi umgewandelt. Oh was für ein Treffer, er dürfte wohl in Deutsch inhaltlich nicht benotet worden sein.
Trick wiederrum wollte, dass ich nicht einmal in ihre Nähe komme, denn es reichte schon aus, dass ich an ihr vorbeiging und sie mir drohte, dass sie mir alle Knochen brechen würde.
Doch der schlimmste Typ von allen war immer noch Track. Er schien sich zu seiner Aufgabe gemacht zu haben, mich so oft wie möglich zu quälen. Beleidigungen über mich und mein Lachen waren an der Tagesordnung. Er rutschte mir immer wieder, während ich irgendwo langging, mit Anlauf zwischen meine Beine, um mich zum Stolpern zu bringen. Körperliche Attacken waren bei ihm normal. Da er aber

allgemein verhaltensauffällig war und eines Tages eine gefüllte zwei Liter Falsche vom zweiten Stock hinunter schmiss und beinahe eine Lehrerin erschlagen hätte, wurde er nach einem Jahr von der Schule verwiesen.
Oft war es auch so, dass meine Schwester Attacken von Mitschülern einstecken musste, ihr wurde dann gesagt: "Wenn wir die Behinderte nicht schlagen dürfen, dann kriegst du es eben ab". Heute ist mir bewusst, dass diese Gehässigkeiten, die sie wegen mir einstecken musste, ein Grund ist, warum mein Verhältnis zu ihr so schlecht geworden ist, denn das war früher ganz anders.
Und Hilfe war in der Schule nicht zu bekommen, denn die Direktorin war der Meinung, dass wir uns das selbst ausmachen müssen.

Mir fallen zuhauf Geschichten ein, in welche sich über mein Äußeres, meinen Charakter oder einfach nur über meine bloße Existenz lustig gemacht wurde.
Ich konnte durch meine schiefe Haltung immer nur gekrümmt sitzen, das war auch der Grund, warum mir meine Kleidung sehr oft verrutscht ist. Frau Grünberger hat in diesem Fall immer gewitzelt, dass sie mir Unterhemden schenken

würde, damit mir nicht alles aushängt und weil ich ja auch so oft krank war.
(Frau G. wenn Sie das lesen, ich warte noch immer auf das Unterhemd)
Für andere Menschen war das Verrutschen meiner Kleidung wieder Anlass genug, um mich zu verspotten und mich fertig zu machen. Wenn ich ging, konnte ich auch nur in gekrümmter Haltung gehen und so rutschte meine Hose auch immer wieder. Sie war weder zu klein noch zu groß - es war einfach meine Haltung.
Komischerweise musste ich feststellen, dass ich ein heimlicher Trendsetter war, denn bei manch beleibten Mädels war es die Körperfülle, die deren Hose runter drückte. Aber da war es natürlich cool und hip.

Auch ein anderes Erlebnis blieb mir nur zu gut in Erinnerung.
Auch meine Schwester war in der Hauptschulzeit immer wieder krank, da sie eine starke Migräne entwickelte, die sie oft ins Bett fesselte. Klarerweise hatte auch sie dadurch einige Fehlstunden vorzuweisen.
Als dann einmal ein Lehrer das Klassenbuch versehentlich liegen ließ und es einer der Mitschüler zwischen die Finger bekam, machte

sich die gesamte Klasse einen Spaß draus, alle unsere Fehlstunden zusammenzurechnen und das Ergebnis groß auf die Tafel zu schreiben. Natürlich konnte sich jeder ausmalen, dass es viele Stunden waren - immerhin musste man bei mir nur von Krankheit reden, schon war ich ans Bett gebunden - aber es war einfach die Tat an sich. Dass wir beide von der gesamten Klasse so vorgeführt wurden, war beschämend, erniedrigend und sehr verletzend. Es war so klassisch - alle gegen einen, in diesem Fall alle gegen uns.

Zusammenfassend muss ich leider sagen, dass die Hauptschulzeit eine sehr harte Zeit für mich war. Diese Zeit trägt für mich maßgeblich Mitschuld an meiner Depression. Die schlechten Erfahrungen und Quälereien sind tief in mir verankert. Vor allem die schlimme Tatsache, dass nicht nur die Schüler sondern auch die Lehrer so häufig ihre Ablehnung mir gegenüber so offen zur Schau gestellt haben.
Neben meiner tollen Deutschlehrerin gab es nur wenige Menschen, die mich nett und/oder freundlich behandelten.

Nachdem ich die Hauptschule abgeschlossen

hatte, dachte ich, es könnte nur besser werden. Doch weil ich keine Arbeitsstelle fand, beschloss ich, ein weiteres, freiwilliges Schuljahr im Polytechnikum anzuhängen. Dazu wechselte ich wieder zurück in meine alte Schule, in der ich auch schon die Volksschule besucht hatte.
Irgendwie hatte ich angenommen, dass es dort besser sein würde, vor allem, weil ich hier wieder auf meine ehemalige Freundin traf, Theresa. Doch sie hatte sich ins komplette Gegenteil gewandelt. Ihre neue Clique gehört der Sorte Menschen an, die sich einen Spaß daraus machten, mich zu quälen und zu schinden. Das Schlimmste daran war aber, dass sie mitzog.
Die Lehrer behandelten mich weder besonders rücksichtsvoll, noch abweisend. Man könnte fast sagen, wie ein normales Mädchen. Die Erlebnisse, die ich aber mit Mitschülerinnen und Mitschülern hatte, waren jedoch genauso deprimierend wie in der Hauptschulzeit. So kann ich mich an Vorfälle im Kochunterricht erinnern, die ich nicht vergessen werde. In dieser Zeit fiel mir das lange Stehen und auch das Gehen immer schwerer und aus diesem Grund konnte ich nicht mehr so gut mithelfen, weil ich

mich immer wieder setzen musste. Meine Klassenkollegen fanden das anscheinend unfair, dass ich dann anschließend auch noch mitessen durfte und es passierte sehr oft, dass mir in den Salat gespuckt wurde - auch von meiner ehemals so guten Freundin. Intelligenter weise haben meine netten Mitmenschen das aber so offensichtlich gemacht, dass ich es sogar meist gesehen habe. Eigentlich war ich damals schon sehr prominent, denn das große Zielobjekt für Anfeindungen und Gehässigkeiten blieb ich das ganze Schuljahr über.
Aufgrund meiner schwindenden Gehfähigkeiten bekam ich einen Zentralschlüssel der Schule, mit dem ich auch den Lift benutzen konnte. Genau diesen Schlüssel stahlen mir damals ein paar meiner Quälgeister und plünderten den Vorratsschrank des Schulwartes, der diverse Süßigkeiten beinhaltete. Natürlich wurde versucht mir die ganze Aktion in die Schuhe zu schieben. Ehrlich gesagt frage ich mich heute noch, wie sie dachten, mich dafür verantwortlich machen zu können. Haben diese Genies angenommen, sie könnten unseren Lehrkörpern klar machen, dass ich, Ines Vasku, einen Superman-Anzug unter meinen bürgerlichen Klamotten trage?? Den hätte ich dann ja wohl

des Öfteren zum Einsatz gebracht...
Trotz aller Witzelei über das Thema, hatte ich zu dieser Zeit große Angst, die wahren Täter zu verpfeifen. Denn die Rache, das wusste ich, würde folgen. Schließlich vertraute ich mich meiner Mutter an, die die Sache in die Hand nahm und den Direktor informierte. Nachdem der Schulwart ebenfalls Bescheid wusste, wurden die Diebe zwar zur Rede gestellt, aber die Konsequenzen waren für sie nicht besonders großartig.
Ein paar Tage danach hatte ich den Schlüssel unabsichtlich beim Händewaschen liegen gelassen und eine der Drahtzieherinnen des Supercoups kam mir dreist hinterher. Sie übergab mir den Schlüssel und meinte, ich sei selbst schuld daran, wenn damit Unfug getrieben werde.
Zu meinem Glück war die Rache nicht so hart wie ich angenommen hatte und ich musste mich nur den üblichen Standardquälereien stellen.
Obwohl der Besitz des Zentralschlüssels teils eine sehr schwere Bürde war, hatte er auch großartige Vorteile. So konnte ich mich zum Beispiel in Freistunden, wenn andere Turnen mussten, in den Klassen austoben. Da stand zwar nicht unbedingt Tango tanzen für mich am

Programm, aber ich konnte im Musikzimmer leise auf dem Schlagzeug trommeln. Wahrscheinlich war ich zu leise - entdeckt hat mich nämlich nie jemand, obwohl ich mich ziemlich gut fand. Übrigens war schon damals Phil Collins mein großes Idol, er war ja ursprünglich auch Drummer, bevor er sich zum Sänger entwickelte. Vielleich sollte ich auch singen.
So ging auch diese Zeit vorüber und hinterließ ebenfalls tiefe Spuren in mir. Es löst immer wieder eine tiefe Traurigkeit in mir aus, wenn ich an das Verhalten ehemaliger Volksschulkolleginnen zurückdenke, die sich so negativ entwickelten, obwohl wir früher eine relativ gute Zeit miteinander verbracht haben.
Heute kann ich sagen, dass ich viele Ereignisse aus dieser Zeit ausgeblendet habe, wohl auch deshalb, weil sich zeitgleich meine Depression schleichend bemerkbar machte.

Die Liebe und ich

Ich halte nicht besonders viel vom Internet-Dating. Die die virtuelle Welt versteckt viele Verrückte. Jeder kann sich anonym im Netz bewegen und sich als jemand ausgeben, der so gar nicht existiert. Letztlich weiß man erst genaueres über die andere Person, wenn man die Tatsachen in der Realität serviert bekommt. Das kann natürlich einen äußerst bitteren Nachgeschmack haben, wie auch in einem Kapitel meines Buches beschrieben ist. Durch diese Erfahrung bin ich vorsichtig geworden und traue nicht jedem über den Weg.

Als ich zehn Jahre alt war, haben wir unseren ersten Computer bekommen und nach und nach durfte ich regelmäßig, für eine begrenzte Zeit, in diese Welt entschlüpfen. Mit zwölf Jahren war das immerhin schon eine Stunde am Tag. Bald faszinierte mich das Internet und ich begann mit anderen Kindern zu chatten. Nebenbei entdeckte ich schnell die Liebe zur Webseitengestaltung. Auf der früheren toggo.de Seite hatte ich meine erste kleine Website und ich chattete dort im Kinderchat-Raum. Doch das war mir bald zu wenig und Schritt für Schritt drang immer tiefer in die Weiten des Netzes ein.

Als ich mit 14 Jahren endlich einen Computer mein eigen nennen durfte, meldete ich eine eigene, kostenlose Homepage an. Natürlich hatte ich zu dieser Zeit noch keine Ahnung von der Materie, aber es gab eben dort auch einen Chat, in dem man sich Hilfe holen konnte, wenn man nicht mehr weiterwusste. So lernte ich Sebastian kennen, der mir alles erklärte und mich an seinem Wissen teilhaben ließ. Wir wurden sehr gute Freunde und chatteten täglich miteinander. Nach mehreren Wochen dieser virtuellen Freundschaft, mischte sich ein Mädchen namens Vivie in unsere Unterhaltungen. Sie war klar darauf aus uns zu verkuppeln, soweit das eben auf diesem Horizont möglich war. Doch wir waren beide sehr schüchtern, und so dauerte es eine Weile bis sie sie ihm ein Geständnis herauslocken konnte. Auch mir wurde bewusst, dass er ein Bauchkribbeln in mir auslöste und sich ein Gefühl der Verliebtheit bemerkbar machte. Wir wurden uns von Tag zu Tag vertrauter und ich lernte auch seinen Freund Grischa kennen. Wir telefonierten, skypten und chatteten jeden Tag so lange es uns möglich war. Plötzlich war ich unsterblich in einen 16-jährigen Jungen aus Deutschland verliebt, den ich persönlich nie getroffen hatte. Einen Jungen, mit dem ich über Gott und die Welt reden konnte, der mich akzeptierte wie ich war. Sebastian wusste über meine Behinderung Bescheid, und trotzdem war Ihm diese Tatsache völlig egal. Schließlich tauschten wir auch Bilder aus und ich bekam ein Bild von ihm und seinem Freund. Und das, was ich zu sehen bekam, gefiel mir mehr als nur gut. Seiner Beschreibung nach, war er der große, schlanke Junge mit den schwarzen Haaren und den braunen Augen. Also genau mein Typ. Der andere Junge war etwas korpulenter, mit Brille und wirkte auch sehr nett. Aber er war eben nicht wie mein Sebastian. Der Schock folgte ein paar Tage später, als er mir gestand, dass er nicht der dunkelhaarige Schönling war, sondern der "nette" Junge. Nicht die Tatsache, dass er ganz anders aussah, als beschrieben, sondern die Lüge und der Vertrauensbruch machten mir zu schaffen. Warum hatte er angenommen, dass gerade ich Vorurteile haben sollte?

Nach dieser Enttäuschung brach ich den Kontakt ab.

Tagelang hinterließ er mir immer wieder Nachrichten, in denen er beteuerte, wie sehr er mich vermisste und wie leid es ihm tat. Mein Herz schmolz und ich merkte auch, wie sehr er

mir fehlte. Mir wurde bewusst, dass ich mich nicht in einen Schönling verliebt hatte, sondern in seinen unfassbar fesselnden Charakter. Egal wie er aussah, seine liebevolle Art machte alles wieder wett.
Wir schafften es uns zu versöhnen und knüpften an die vorherige Zeit an. Wir hatten eine wunderbare Zeit und per Skype lernte ich alle seine Freunde kennen.
Sebastian, Chris, Linda, Grischa und Tessa wurden nach und nach genauso zu meinen Freunden. Trotz der großen Entfernung war es, als würde ich an ihrem Leben teilhaben und ich telefonierte mit jedem von ihnen täglich.
Fast ein Jahr lang führten Sebastian und ich eine online-Beziehung. Er bastelte für mich niedliche Grußkarten mit Liebeserklärungen, schrieb mir Gedichte und sang sogar für mich! Was für ein toller Kerl.
Nach und nach begann die Beziehung jedoch darunter zu leiden, dass wir uns nicht Treffen konnten. Die Entfernung zwischen uns war einfach zu groß.
Nebenbei bemerkte immer mehr, dass Tessa und Sebastian mehr als gute Freunde waren. Obwohl ich sehr an dieser Beziehung hing musste ich mir eingestehen, dass mein Freund mich zwar sehr

mochte, doch Tessa seine eigentliche große Liebe war. Den inneren Kampf, den ich mit mir austragen musste, war eine große Herausforderung. Wir redeten über alles und auf beiden Seiten flossen heiße Tränen. Irgendwie habe ich es in diesem Gespräch geschafft, ihm seine Gefühle für Tessa bewusst zu machen. Eine Trennung war unausweichlich, auch wenn es für beide Seiten schrecklich schwer war. Auch wenn ich damals noch sehr jung war, so war er meine erste große Liebe und noch heute empfinde ich sehr viel für diesen ganz besonderen Menschen. Wir waren zwar danach noch sehr lange gut befreundet, doch unsere Leben entwickelten sich immer mehr auseinander und meine Depression stellte sich ebenfalls zwischen uns. Noch heute sind Sebastian und Tessa ein Paar und anscheinend haben sie ihr Glück gefunden. Wenn man jemanden wirklich liebt, dann wünscht man sich, dass dieser Mensch einfach glücklich sein kann. Ich selbst hatte zwar danach noch zwei Beziehungen, doch ich habe bis jetzt nie wieder so tiefe Gefühle empfinden können.

Warum ich depressiv geworden bin

Diese Frage zu beantworten ist sicher nicht einfach und die Antwort ist meine persönliche Theorie, die ich aber auch mit meinem Psychotherapeuten Christoph für mich erarbeitet habe.
Ich habe meine Psychotherapie im 12. Lebensjahr begonnen, damals als Vorbereitung auf meine zweite, große orthopädische Operation.

Die Depression hat auf alle Fälle mehrere Ursachen und Auslöser und hat sich auch früher schon in all den ständigen Krankheiten gezeigt und bemerkbar gemacht. Seit ich depressiv bin, ist die körperliche Erkrankung weit besser. Man könnte in meinem Fall die Faustregel aufstellen: "Wenn ich depressiv bin, dann bin ich körperlich gesund, doch wenn der Körper erkrankt, dann sind die Seele und der Geist gesund!"

Ein akuter Auslöser war für mich eine Internetbekanntschaft, die irgendwie aus dem Ruder gelaufen ist.
Ich lernte einen Burschen kennen, der in meinem Alter war und mit dem ich mich auf Anhieb sehr

gut verstand. Wir chatteten beinahe täglich, aber persönlich trafen wir uns nie. Trotzdem baute ich sehr schnell Vertrauen auf und wurde unvorsichtig, indem ich einfach zu viel über mich erzählte und preisgab. Bald schon wurde es mir aber Zuviel, dass ich von ihm angeschrieben wurde, sobald ich online war. Die Diskussion darüber endete in einem bösen Streit, der wiederrum heftige Panikattacken bei mir auslöste. Zeitgleich erkrankte ich schwer an einer Gastritis mit Mageneinblutungen, die mich über drei Wochen außer Gefecht setzte. Während dieser Erkrankung konnte ich klarerweise auch nicht meinen Computer nutzen, doch als ich wieder gesund war und wieder einmal einen Blick in die virtuelle Welt wagte, war ER sofort zur Stelle und wollte erneut Kontakt aufnehmen. Ich fühlte mich richtig gestalkt, blockierte ihn und drehte ab. Obwohl er mich weder bedrohte, noch unter Druck setzte oder dergleichen, löste die Situation in mir Angst und Schrecken aus. Viele andere Menschen würden diese Art von Annäherung wahrscheinlich einfach nur als lästig empfinden, doch meine Psyche tickt da anders. Hier wurde auch das erste Mal klar, dass ich von einer Sozialphobie und von

Angststörungen betroffen bin.
Dieses Erlebnis ließ mich um vieles vorsichtiger werden, aber es war einer der großen Auslöser meiner Depression.
Ein weiterer Grund war damals ein für mich sehr einschneidendes Erlebnis mit einem Menschen, von dem ich glaubte, ihn gut genug zu kennen. Diese Person hat mit dem was er getan hat mein Grundvertrauen erschüttert und ist sich dessen nicht einmal bewusst. Grob gesagt hat dieser Mensch meine Privatsphäre mit Füßen getreten und eine Schwelle überschritten, die unverzeihlich ist und eine hässliche Narbe auf meiner Seele hinterlassen hat.

Diagnose Burnout - wie mein Start ins Berufsleben ausbrannte

Mein Berufsleben begann ich mit einem Berufsorientierungskurs vom AMS. Leider erkrankte ich schon kurz darauf an einer schweren Gastritis, die mich für vier volle Wochen außer Gefecht setzte.
Hinzu kam erschwerend, dass ich von einem Tag auf den anderen an Panikattacken litt und ich nicht wusste, was mit mir los war. Einmal hatte ich sogar einen hässlichen Weinkrampf im Zimmer meiner Schwester, einfach so und aus dem Nichts heraus. Es machte mir irrsinnige Angst, weil ich nicht verstehen konnte, was da mit mir passierte. Daraufhin verschlechterte sich mein Zustand rapide und unaufhaltsam. Zuerst nahm ich das alles nicht so bewusst wahr und ich begann den Berufsorientierungskurs beim Arbeitsmarktservice aufs Neue. Ich wollte unbedingt in die Arbeitswelt einsteigen und den anderen und vor allem mir selbst beweisen, dass ich es schaffen konnte. Deshalb nahm ich die ganzen Mühen gerne auf mich.
In dieser Zeit lernte ich auch Victoria kennen, mit der ich viel Zeit verbrachte. Wir hielten lange Gespräche, da Viki zu dieser Zeit ebenfalls

schwer depressiv war. Ich erkannte mit der Zeit, dass sich ihr Verhaltensmuster in meinem widerspiegelte. Wir entdeckten Gemeinsamkeiten, auch solche, die mir selbst an mir nie aufgefallen waren. Durch diese Selbstreflexion erkannte ich langsam, dass es mehr als nur Ähnlichkeiten waren, die mich und Viki verband. Wenn ich sie ansah, war es so, als würde ich in einen Spiegel blicken. Allmählich erkannte ich meine psychische Veränderung, die sehr bald einen vulkanartigen Ausbruch haben sollte.

Nur wenige Tage nach meinem zweiten beruflichen Anlauf wurde ich wieder krank - doch diesmal so schwer, dass ich für mehrere Monate ausfiel.

Allen Widrigkeiten zum Trotz, schaffte ich es, ein Praktikum bei der großen Firma ARDEX in meinem Ort zu bekommen. Als Einstieg in mein Berufsleben durfte ich meinen ersten Arbeitstag wegen Kreislaufproblemen gleich mal auf den nächsten Tag verschieben.

Oh wie wunderbar, was für ein toller erster Eindruck und welch exzellenter Start ins Arbeitsleben! Aber meine Ängste, dass meine Arbeitskollegen es nicht verstehen würden, waren absolut unbegründet, denn obwohl mein

Anfang holprig war, wurde ich herzlich empfangen und aufgenommen. Meine perfektionistische Ader brachte mich jedoch regelmäßig dazu, mich zu überanstrengen. Ich wollte allen beweisen, dass ich mindestens genauso viel leisten konnte wie ein gesunder Mensch. Diese Rechnung hatte ich jedoch ohne einer Einverständniserklärung seitens meines Körpers gemacht, denn dieser macht bald schlapp. Ich wurde immer wieder krank. Nichtsdestotrotz wollte mich die Firma sogar übernehmen.
Dutzende Male musste ich meine Hausärztin aufsuchen, weil Krankheiten immer wiederkehrten, auch wenn diese eigentlich schon besiegt waren. Nachdem sich die Ärztin das eine Zeit lang mitangesehen hatte, und der Meinung war, dass das so nicht weitergehen könne, stellte sie mir eine Diagnose. Eine Diagnose die mich wie ein Blitz traf und mein Leben veränderte: Burnout. Zu diesem Zeitpunkt wusste ich noch nicht, dass mein Weg noch viel steiniger werden würde und ich diesen noch dazu im Rollstuhl bewältigen muss. Zugegeben, die Aufgaben die ich bei der Firma

ARDEX gehabt hätte, waren nicht die anspruchsvollsten, aber könnte ich diese Arbeiten psychisch und physisch verrichten, würde ich es tun. Wenn es möglich wäre, würde ich alles tun. Sogar Stall ausmisten oder Erbsen zählen.

JUCELO – Mauer/Öhling

Mit 16 lernte ich zufällig Kathrin, die Mitbegründerin des Jugendzentrums in Loosdorf, kurz JUCELO, kennen, mit der ich sehr viel Zeit verbracht und unzählige Gespräche geführt habe. Sie war immer darauf bedacht, mich in die Gruppe zu integrieren, doch das war nicht so einfach. In diesem Alter war ich bereits sehr selbstreflektiert und geistig schon reifer entwickelt, als andere Jugendliche, sodass oft Kommentare fielen, wie "Du bist wie meine Mutter". Das hatte den einfachen Grund, dass ich kein Interesse mehr an diversem Blödsinn oder Schabernack hatte. Mir ist klar, dass das ein ganz normales Entwicklungsstadium ist, aber ich war eben anders. Deswegen vermieden viele junge Leute bewusst den Kontakt zu mir, weil mein Denken zu erwachsen war. Auf der anderen Seite wurden viele sportliche Unternehmungen gemacht, die ich körperlich leider nicht schaffte.

Aktiv war ich circa zwei Jahre im JUCELO, bei denen ich nette Begegnungen hatte, die mir sehr wichtig wurden. Leider auch solche, bei denen ich mich im Stich gelassen fühlte. Es ist Fakt, dass es genug Menschen gibt, die sehr wohl nett zu Menschen mit Behinderung sind, aber wenn niemand mehr zusieht, sind viele auch nicht mehr nett. Solche Situationen sind schwer zu erklären, aber auf gewisse Art und Weise ist es, als würde man benutzt und vorgeführt werden.

Nach und nach machte sich meine Depression immer mehr bemerkbar und ich entwickelte eine richtige Angst davor, hinauszugehen. Ich fing an, mich vermehrt zuhause einzusperren und mein Zustand verschlechterte sich immer mehr.
Eines Abends saß ich vor dem JUCELO und führte ein Gespräch mit der Betreuerin. Ich hatte das Gefühl, den Boden erreicht zu haben, als würde jeder nur auf mir herumtrampeln. Ich war nur noch am Heulen und die Selbstmordgedanken nahmen überhand.
Die Sozialarbeiterin entschloss sich daraufhin meiner Mutter den Rat zu geben, dass ein Aufenthalt in der Psychiatrie unumgänglich war. Zu diesem Zeitpunkt hatte ich mir das selbst auch schon eingestanden und es als beste Lösung erkannt. Nach einem Nervenzusammenbruch kurz vorm schlafen gehen überlegten meine Eltern, mich bereits in der Nacht in die Jugendanstalt zu bringen, doch wir warteten bis zum nächsten Morgen, da mir

so oder so niemand hätte helfen können.
Als wir dann tags darauf in Mauer ankamen, wurden wir umgehend auf die Kinder- und Jugendpsychiatrie, den Pavillon, geschickt.
Meine Ankunft löste nicht unbedingt Jubelrufe aus, genauer gesagt war man sogar ziemlich sauer deswegen, dass ich mich nicht vorher telefonisch angekündigt hatte. Bei der Aufnahme in die Station, fragte mich der diensthabende Arzt zwar nach meinem Befinden und warum ich mich selbst verletzte, aber die Wahrheit wollte er dann doch nicht hören. Fast kam es so weit, dass er mich wieder nach Hause schicken wollte, bis ich ihm endlich irgendwie klar machen konnte, dass ich keinen weiteren Tag ohne Hilfe mehr weiter leben wollte.
Nachdem ich dann doch endlich stationär aufgenommen wurde, stellten sie mich mit starken Medikamenten ruhig und verfrachteten mich für die ersten Wochen ins Überwachungszimmer. In dieses Zimmer gab es einen direkten Einblick vom Schwesternzimmer, nur durch eine Jalousie abgedeckt.

Liebes Tagebuch,
ich habe Angst, große Angst. Und doch auch Hoffnung. Kann mir endlich jemand helfen? Ich weiß nicht mehr weiter. Heute bin ich nach Mauer gebracht worden. Der Oberarzt hat mich gefragt, warum es mir so schlecht geht. Ja, das ist eine wirklich gute Frage, auf die ich selbst gerne eine Antwort hätte.
Der Arzt hat dann noch gefragt, warum ich denn nicht gesund sein will. Wie meint er das? Ich fühle mich richtig schuldig, habe ich was falsch gemacht? Es ist ja nicht so, dass ich hier Urlaub machen will, mir wäre die Karibik und ein Cocktail in der Hand auch lieber...
Oh bitte helft mir doch - ich will doch nur, dass es besser wird.

Ich habe dort viele Freunde gefunden, doch ich war damals auch zu jung, um zu verstehen, dass man manche Situationen einfach nicht ändern kann. Durch meine ewige Begleiterin, der Verlustangst, habe ich in dieser Zeit schnell geklammert. Das Gefühl war neu für mich, dass es außerhalb meiner Familie Menschen gab, die mich mochten. Ich fing an, mich in Dinge einzumischen und bei Problemen mitzuleiden, die mich nichts angingen und die ich nie hätte ändern können. Das verstand ich aber erst Jahre später.

In dieser Zeit lernte ich meine erste Zimmerkollegin kennen, zu der ich eine gute Freundschaft aufbaute.
Aktuell habe ich leider keinen Kontakt mehr zu ihr, ehrlich gesagt weiß ich nicht einmal, ob sie überhaupt noch am Leben ist. Wir haben uns einfach aus den Augen verloren. Falls sie jedoch dieses Buch liest, dann wird sie wissen, dass sie gemeint ist und ich hoffe sie versteht, dass dies eine späte Entschuldigung und gleichzeitig ein Dank an sie ist, denn für mich war und ist sie ein ganz besonderer Mensch.
Wir waren beide schwer depressiv und hatten eine Borderline-Störung, die bei ihr noch viel ausgeprägter war, als in meinem Fall. Bei ihr war es so, dass sie sich die Verletzungen täglich zufügte, am ganzen Körper und auch im Gesicht. Obwohl ich das selbst kannte und mir das auch antat, war es unerträglich, ihr Leid mit anzusehen. Es machte mich rasend und es war grausam, wenn sie wieder mal die Badezimmertür zugesperrt hatte, denn ich wusste genau, was sie da drinnen tat, dennoch konnte ich nichts dagegen unternehmen. Ich

redet auf sie ein so gut ich konnte und doch war klar, dass es nichts bringen würde. Wenn man sich verletzen will hilft meist kein Gespräch mehr. Trotz alledem habe ich mir damals eingebildet, ich könne ihr helfen. Dabei konnte ich bis heute meine eigene Depression nicht überwinden.
Meine Freundin hasste es zum Beispiel, wenn man sie berührte. Einmal wollte ich sie mit aller Kraft provozieren, irgendein Gefühl zuzulassen und so packte ich sie am Arm und forderte sie damit auf, mich zu schlagen. Ich wollte damit erreichen, dass ihr Hass nicht immer nur gegen sie selbst gerichtet war, sondern dass sie einmal Wut auf andere Menschen haben konnte. Sie bat mich nur inständig, ihren Arm loszulassen und irgendwann tat ich das dann auch.
Mit dieser Aktion habe ich eindeutig eine Grenze überschritten, die mir auf keinen Fall zustand und ich bereue es heute noch sehr. Meinem Helfersyndrom folgend, hatte ich immer das Gefühl, mich um sie kümmern zu müssen und habe sie deswegen auch ständig bemuttert. Das nahm sie mir zwar nie merkbar böse und sie war weiterhin eine meiner ersten echten Freundinnen, aber der Kontakt brach dann trotzdem nach dem Aufenthalt irgendwann

ab.
Ich nehme an, dass es vielen meiner Freunde zu viel wurde, dass ich so anhänglich war und das tut mir leid. Eigentlich wollte ich nur Gutes tun, möglicherweise habe ich damit einige genervt oder sogar von mir weggetrieben.
Es ist mir wichtig zu sagen, dass ich allen, die mit mir in dieser Zeit zusammen waren und meine Freunde wurden und teils auch noch sind, sehr dankbar bin und mir heute vieles klarer ist. Man lernt dazu und wird erwachsen - sogar ich.
Mir ist bewusst geworden, dass ich manche schlechte Angewohnheiten irgendwo noch immer hinter mir herschleppe.

Wieder zurück zur Kinder-und Jugendstation möchte ich ein paar Situationen schildern, wie ich sie damals empfunden und erlebt habe.
Jeder, der sich über Psychiatrien lustig macht und Patienten als irre bezeichnet, hat, wie ich finde, in gewissen Maßen recht.
Auf unserer Station ging es damals auch zu wie im sogenannten Irrenhaus. Neben verhaltensauffälligen und schwer erziehbaren Kindern, bei denen ich bis heute denke, dass die Eltern die Anstalt als Erziehungsheim nutzten und selbst mehr Probleme hatten, gab es

Borderliner, Depressive und solche mit Essstörungen. Die meisten waren jünger, nur vier oder fünf waren in meinem Alter. Durch diesen Umstand war es dann oft sehr laut auf der Station. Da gab es diesen kleinen Jungen, er war ungefähr sechs Jahre alt. Täglich und um Punkt vier Uhr tickte dieser kleine Patient total aus. Er trat und schlug so um sich, dass man ihn kaum festhalten konnte. Mindestens zwei Pfleger mussten ihn bändigen und noch immer vor Wut schreiend in sein Zimmer bringen. So ging das tagaus und tagein.
Das macht es vielleicht verständlich, dass für die Patienten mit einer schweren Depression die Abteilung viel zu laut war und mich und andere schlicht überforderte. Viele Regeln und Maßnahmen sind für mich noch immer unverständlich. So war das Telefonverbot zu meinen Eltern in meinem Zustand nicht unbedingt förderlich. Oder die Tatsache, dass im Winter die Balkontüre aufgerissen wurde, weil ich durch meine Behinderung und der fehlenden Unterstützung, beim Umziehen zu langsam war. Natürlich fror ich wie ein Kamel, das sich in die Arktis verirrt hat, aber so sehr ich mich auch bemühte, ich schaffte es nicht, mein Schneckentempo auf Turbo umzustellen. Also

war alles umsonst und die Heizkosten wurden unnötig in die Höhe getrieben.
Man wurde in jeder Hinsicht kontrolliert und mit Regeln bombardiert - ein Raucher durfte nur 5 Zigaretten täglich konsumieren und das ist bei einem Aufenthalt in der Psychiatrie nicht viel. Wie soll man das denn durchstehen, wenn man von Irren belagert wird?
Natürlich kann ich heute verstehen, dass viele Kinder und Jugendliche dort gewisse Regeln brauchen, dennoch hätte ich mir gewünscht, dass man individueller auf die verschiedenen Charaktere eingeht.
So waren die Betreuer einerseits streng und kontrollierten, wo es nur ging, doch andererseits leider auch unglaublich nachlässig. Es passierte einmal, dass meine Zimmernachbarin und ich nach der Mittagsstunde im Zimmer eingesperrt wurden und man uns einfach vergaß. Niemandem fiel auf, dass wir fehlten. Zu dieser Zeit waren wir beide stark selbstmordgefährdet. Ebenso schwachsinnig war die Drohung von meinem behandelnden Arzt, mich von der Station zu schmeißen, weil ich mich selbst verletzte. Seiner Meinung nach hatte ich mir das Zufügen von Wunden von meiner Zimmerkollegin abgeschaut, obwohl ich bereits

bei der Aufnahme Schnitte und diverse Male hatte. Diese Unterstellung führte natürlich zu weiteren Auto-Aggressions-Handlungen, da ich einfach Angst hatte.
3 Tage vor Weihnachten durfte ich dann endlich zurück nach Hause.

Wilhering

Nachdem ich also meinen ersten Aufenthalt in Mauer hinter mich gebracht hatte, kam ich langsam wieder zuhause an.
Es ging mir etwas besser, es gab viele Hochs und Tiefs, aber dafür reichten die Behandlungen, die ich mit meinem Psychotherapeuten hatte.
Im Sommer nach meinem Aufenthalt in der Psychiatrischen Anstalt kam ich zur REHA nach Wilhering. Dort verbrachte ich sechs Wochen und diese Zeit sollte zur körperlichen Gesamterholung dienen.
Es gab ebenfalls eine Kinder- und Jugendstation und wieder waren viele Kleinkinder dort. Trotzdem war der Aufenthalt hier ganz anders. Ich lernte neben den zu betreuenden Kindern auch die Familien kennen, die schnell zu Bezugspersonen wurden. Eine Familie ist noch heute wie meine Zweitfamilie. Natalia, die Mutter von Karli, war mir auf Anhieb sympathisch und wir verstanden uns einfach toll! Der Kontakt war sehr innig, sodass wir uns eng befreundeten und ich sogar ab und zu ein Wochenende bei ihnen verbrachte. Es ist immer noch so, dass, wenn ich eine Auszeit brauche, ich Natalia anrufen und zu ihr kommen kann.

Karli hatte das Schicksal, dass ihm mit sechs Jahren ein Knochen ins Rückenmark gewachsen ist und er nun ein ähnliches Leid hat, wie bei einer Querschnittslähmung. Natalia hat neben Karli aber noch drei weitere Kinder und ist alleinerziehend. Trotz alledem war sie für mich auch noch wie eine zweite Mutter und schaffte für mich eine Art Geborgenheit, die ich nie vergessen werde.
Gesamt gesehen war der Aufenthalt gut, obwohl ich zwei Nervenzusammenbrüche erlitt und immer noch sehr depressiv war. Infolgedessen bekam ich das Medikament Xanor verabreicht. Es war als Beruhigungsmittel gedacht, doch ich wurde schnell abhängig davon. Als ich von meinem Aufenthalt in Wilhering nachhause kam, wurde mir bei einem weiteren Krankenhausaufenthalt nahegelegt, das Medikament abzusetzen. Da ich 3 Monate lang täglich die Tabletten eingenommen hatte, war dann der Entzug umso grausamer. Ich litt unter Krämpfen, extremer Übelkeit und zitterte am ganzen Körper. Genau so stellte ich mir immer einen Drogenjunkie vor. Nachdem ich aber seit meinem 6. Lebensjahr immer wieder Schmerzmittel brauche, hat mein Körper auch danach eine Sucht entwickelt. Irgendwie schaffe

ich es zwar, die Pillen eine Zeit lang abzusetzen, doch wenn ich dann wieder krank werde, ist die Forderung danach abermals da und so dreht sich alles im Teufelskreis.
Einen zweiten Aufenthalt in Wilhering zog ich aber nicht in Erwägung, trotz der tollen und positiven zwischenmenschlichen Erfahrungen und Begegnungen, war mir der Fortschritt meines Körpers zu gering. Ich fühlte mich zu dieser speziellen Zeit sehr erwachsen und so selbstständig wie noch nie. Außerdem dachte ich, ich könne alles regeln und bestimmen. Das war ein gutes Gefühl und eine sehr positive Erfahrung, aber eben zu wenig.

Borderline und Selbstverletzung

Narben haben sich in all den Jahren nicht nur auf meiner Seele angesammelt, sondern sind auch äußerlich an mir zu finden.
Ich habe lange nicht verstehen können, wie es dazu kommt, dass man sich selbst verletzt oder sogar Selbstmord begeht. Nachdem mich meine Depression aber immer mehr im Griff hatte, ich himmelhoch-jauchzende und zu Tode betrübende Stimmungsschwankungen hatte und mein Körper Anspannungen ertragen musste, sodass ich nicht mehr wusste, wohin mit all diesen Gefühlen, begann auch ich mich selbst zu verletzen.
Das Gefühl, dass ich hier hatte und das auch heute noch immer wieder kehrt, ist schwer zu beschreiben. Auf alle Fälle ist es so, dass ich meist, wenn ich mir diese Selbstverletzungen zugefügt habe, ich gar nicht richtig bei mir selbst war. In mir herrschte dann ein enormer Anspannungszustand, der mir in der Seele weh tat und es heute teilweise immer noch tut. Man kann diese Art von Schmerz auch als seelische Qual beschreiben. Diese Leere in mir tut so weh, dass es gleichzeitig eine körperliche Belastung ist.

Es gibt viele Menschen, die sich selbst in dieser Art und Weise, wie ich es machte, zu peinigen. Und es gibt 1000 verschiedene Gründe und Erklärungen dafür, warum das so ist. Ich kann nur für mich sprechen und versuchen dies so gut wie möglich zu schildern.

Ich weiß, dass es zu dieser Zeit die Gruppierung der Emos gab. Jugendliche, die sich gerade in der Pubertät befinden und mit Selbstverletzung versuchen, sich in ihrem Leben zu positionieren. Vielleicht weil sie unsicher sind oder sehr emotional reagieren, oder gar zu Depressionen und tiefer Traurigkeit neigen. Ich möchte nicht in eine Gruppe gedrängt werden und einen Stempel aufgedrückt bekommen - für mich war die Selbstverletzung nie ein Zwang, weder in der Gruppe, noch sonst wo.

Ich bin kein Mensch, der sich als Mitläufer von zeitlich begrenzten Trends irgendwelchen Cliquen anhängt.

Und wenn, dann nur an die der Außenseiter.

Mir ging es so, dass ich die zugefügten Schmerzen teils überhaupt nicht mehr spürte. Aber gerade das wollte ich eigentlich - mich spüren, einen Kreis durchbrechen. Etwas, dass meinen Körper so sehr unter Strom stellte und meine Stimmung Achterbahn fahren ließ. Dass

ich etwas, nur irgendetwas brauchte, um diese Empfindungen zu stoppen- um diese unendliche Traurigkeit in mir aufzuhalten. Nur ein noch stärkeres Gefühl, ein noch stärkerer Reiz als diese selbstzerstörerischen Emotionen konnten diesen Zirkel durchbrechen.
Wenn eine Welle von Leere, Anspannungen, Traurigkeit, Einsamkeit und Angst die Kontrolle über mein Leben zu verlieren, drohte über mich hin wegzuspülen, dann versuchte ich meinen Anker zu werfen - ich fügte mir großflächige Wunden am Arm zu oder drückte ein zu heißes Feuerzeug darauf. Diese brennenden Schmerzen rissen mich aus der Tiefe zurück ins Leben.
Bald schon brauchte ich aber immer öfter und unkontrollierbarer einen Rettungsring ins JETZT - jede Kleinigkeit verursachte das Verlangen, nachzuschauen ob ich denn noch lebe. Und so verletzte ich mich permanent. Ich wurde süchtig danach und das obwohl mir bewusst war, dass es nichts lösen würde. Doch es gab mir Impulse, die mich glauben ließen, ich könnte mich damit reinigen. Vor allem dann, wenn ich mich so verletzte bis ich blutete. Ich versuchte damit jegliche Enttäuschung und Verletzung in meinem bisherigen Leben zu bekämpfen, obwohl mir innerlich klar war, dass

dies nie helfen würde. Zudem kam nach jedem Mal Schneiden, Ritzen oder Verbrennen ein noch tieferer Selbsthass auf. Und die Leere und Traurigkeit waren somit nicht bekämpft.
Ist erstmal eine gewisse Schwelle überschritten oder steht der Hochwasserpegel über der roten Linie, kann man die Flut einfach nicht mehr aufhalten. Egal, wie sehr andere versuchen, mittels Gesprächen oder Ablenkung, einen in ihr Rettungsboot zu ziehen, fühlt man sich so schwer wie ein nasser Sandsack. Nichts und niemand kann einen noch tragen, geschweige denn hochziehen.
Vielleicht verstehst du, was ich damit sagen will und ich kann nur noch hinzufügen: Sich selbst NICHT zu verletzen erfordert eine enorme Kraft, Selbstdisziplin und Arbeit an und mit sich. Ich musste lernen, Anzeichen früh genug zu erkennen und Gegenmaßnahmen vor der Flut einzuleiten. Und viel trainieren, um den Pegel gesenkt zu halten.
Ein Blutverdünnungsmittel, welches mir eigentlich für etwas anderes verschrieben wurde, hilft mir dabei, meine selbstzerstörerischen Gedanken in Zaum zu halten.
Das Wissen, dass ich bei einer Selbstverletzung verbluten könnte, weil die Blutung eventuell

nicht zu stoppen wäre, lässt meine Vernunft doch fast immer wieder gewinnen. Und darauf bin ich stolz.
Zwar sind die Gedanken immer noch da und oft ist das Verlangen danach so groß wie nach einem riesengroßen Eisbecher, doch ich lerne immer besser damit umzugehen und zu leben. Mal gelingt mir das besser, mal schlechter, und dann gibt es doch wieder diese Tage, wo ich 10 Eisbecher verdrücken könnte. Und wir wissen alle, dass Eis die Seele nicht langfristig heilen kann.

Mauer – Klapp(s)e die 2.

Die Zeit verging und ich hatte nach meinem ersten Aufenthalt in Mauer und der Reha in Wilhering wieder etwas Kontakt zum JUCELO. Es war aber anders als zuvor, ich ging weniger hin und es fiel mir immer schwerer, weil meine Depression mich an dem Kontakt zur Welt der Jugendlichen hinderte und ich eben dieser zu schnell entwachsen war.

Nicht lange vor meinem 18. Geburtstag ging es mir dann wieder so schlecht, dass ein zweiter Aufenthalt in Mauer unumgänglich wurde. Da ich zu dieser Zeit noch nicht volljährig war, sollte ich erneut auf die Kinder-und Jugendstation eingewiesen werden. Ich weigerte mich mit aller Kraft und protestierte so gut es ging - niemals würde ich auf diese Station zurückkehren. Da zufällig die Oberärztin der Station 1C anwesend war und auch meine Eltern lange mit ihr diskutierten, schafften sie es durchzusetzen, dass ich in der Psychosomatik- und Psychotherapiestation für erwachsene Frauen und Männer aufgenommen wurde.

Ich achtete in den ersten Tagen sehr darauf, was ich sagte und zu wem, wählte meine Worte sorgsam und überlegt, weil ich nicht dumm oder

unreif wirken wollte.
Von Anfang an fühlte ich mich hier um einiges wohler, ich empfand Akzeptanz und hatte nicht den Drang, alle von irgendwas überzeugen zu müssen. Sogar die Oberärztin bestätigte, dass ich meinem Alter um einiges voraus war. Ich merkte dann schnell, dass die anderen Patienten mich unterstützten und akzeptierten, rein um meiner selbst willen, und ich spürte, dass ich am richtigen Platz war.
Obwohl ich dieses gute Gefühl hatte, am für mich geeignetsten Ort versorgt zu werden, gab es ein großes Problem, das mich schier aufzufressen schien. Ich hatte enorme Angst vor der Oberärztin. War sie es, die auf der einen Seite festgestellt hatte, dass ich zu den Erwachsenen gelegt werden muss, eben wegen meiner Entwicklung, schüchterte mich genau ihre Person so immens ein, sodass die tägliche Visite ein immer wiederkehrender Horror für mich wurde.
So sehr ich versuchte, der Ursache auf den Grund zu kommen, es gelang mir nicht. Wenn sie bei mir war, hatte ich ständig den persönlichen Eindruck, dass sie mich nicht verstehen wollte. Meine Erklärungen für sie waren anscheinend nicht interessant genug,

denn sie warf mir oft vor, dass ich nicht gesund werden wolle und ständig kam die Frage auf, warum ich überhaupt depressiv sei. Doch das war nur ein kleiner Teil von ihr, der mir Angst machte. So versuchte ich ihr alles Recht zu machen, gab mein Bestes um mich erwachsen und vernünftig zu präsentieren, doch ich war von ihr eingeschüchtert und die Angst blieb in meinem Nacken sitzen.

Jetzt habe ich endlich verstanden, warum ich solche Angst vor ihr hatte.

Die Verbindung dazu liegt bei meiner Mutter, die in allem was sie für uns Kinder getan hat, ihr Bestes gegeben hat und vermutlich immer geben wird. Vier Kinder gleichzeitig aufzuziehen, drei im gleichen Alter und ein Kind nur drei Jahre älter, ist mit Sicherheit ein täglicher Hürdenlauf. Ich kann nur erahnen, wie es in manchen Situationen mit ihrem Nervenkostüm ausgesehen haben muss, ich schätze mal, da waren oft nur noch Luftmaschen über.

Ich verstehe heute, dass man hier nur mit Regeln und konsequentem Verhalten vorwärts kommt. Mir ist auch durchaus bewusst, dass sie viel ertragen hat und dadurch einfach schnell gereizt war. Mein Bruder musste zum Beispiel fast jeden Morgen in der Ecke stehen, weil er einfach nicht den Mund halten konnte. Dass Mütter schimpfen ist wohl normal, bei unserer Rasselbande ging es bestimmt oft gar nicht anders. Doch bereits in dieser Zeit wollte ich Mama alles Recht machen, Streit oder Tadelungen waren für mich schwer auszuhalten. Und so empfand ich in gewisser Hinsicht Angst vor Auseinandersetzungen mit Respektspersonen, die ich heute noch im Erwachsenenalter verspüre. Vielleicht ist nun die Verbindung klarer zu genau dieser Oberärztin - sie erinnerte mich an Situationen, die ich schon erlebt hatte. Mein Instinkt sagte mir, ich müsse alles versuchen um sie nicht zu verärgern, da sonst unangenehme Diskussionen folgten, die ich ja nicht ausstehen kann oder konnte und die mich - noch immer - einschüchtern. Erschwerend kam bei dieser Ärztin hinzu, dass ich nicht schlagfertig genug war um zu kontern und mich dann bei Vorwürfen oder Unterstellungen noch mieser und gedemütigter fühlte.

Irrenanstalten und Zwangsjacken

Ich habe in Mauer viel erlebt und alles in allem war ich ungefähr eineinhalb bis zwei Jahre meiner letzten neun Lebensjahre in drei verschiedenen Psychiatrien und weit über 100 Mal im Krankenhaus. Da ich in Niederösterreich wohne und es in ganz Österreich eine Art Gebietsschutz auf derartige Einrichtungen gibt, habe ich die Grenzen nie überschreiten können und nur Erfahrungen in meiner Region gesammelt, die meisten jedoch in Mauer. Mittlerweile ist es aber so, dass ich nicht mehr in eine Psychiatrie gebracht werden kann, weil ich dort so gefürchtet bin.
Kleiner Scherz nebenbei, natürlich bin ich vollkommen harmlos. Das wahre Problem ist, dass der Pflegeaufwand mittlerweile für mich zu hoch wäre und ich vom Palliativ- Team Melk aufgenommen wurde. Du fragst dich jetzt bestimmt, was ich in meinem Alter auf einer Sterbebegleitungsstation zu suchen habe. Das ist leider einfach erklärt.
In diesem Stadium der MS-Erkrankung, in der ich mich gerade befinde, bin ich normalerweise auf regelmäßige Einnahme der MS-Medikamente angewiesen, unglücklicherweise

vertrage ich diese nicht und muss ohne sie auskommen. Das bedeutet aber auch, dass die Krankheit nicht bekämpft werden kann und aus diesem Grund gelte ich als unheilbar und somit schwer krank, da MS unbehandelt jederzeit zum Tod führen kann.
Es ist mir wichtig zu sagen, dass ich die Erzählungen über diverse Aufenthalte klarerweise als subjektiv und persönlich sehe, ich will niemanden damit angreifen und weiß dass ich zu dieser Zeit starke Medikamente nehmen musste. Gut möglich, dass mein Umfeld einige Dinge ganz anders gesehen hat, doch dies hier ist meine Erinnerung.
Ich persönlich finde zum Beispiel, dass, gerade am Land, diese Anstalten stigmatisiert sind als Irrenanstalten, in denen die Bewohner schreiend herumlaufen und Zwangsjacken tragen. Gut, ich gebs ja zu - schreiend gibt´s wirklich, aber das sind nervliche Ausfälle, die jeder, du und ich, genauso kennen. Wenn man nicht mehr kann und nur noch toben hilft, zumindest glaubt man das, dann tun das manche eben einfach. Die Zwangsjacke allerdings bekam ich nie zu Gesicht.
Gleichzeitig sind außerdem nur wenige, die in der Klapse landen auch ernsthaft verrückt, ganz

im Gegenteil, hier landen sehr intelligente Individuen, ebenso wie aus der Bahn geworfene oder von einem Schicksalsschlag getroffene Menschen.
Ich habe einige meiner besten Freunde in diesen Zeiten kennen gelernt. Depressiv bedeutet nicht verrückt sein und es kann jeden treffen.
Mir haben diese Aufenthalte immer geholfen - egal, ob von positiven oder negativen Erlebnissen begleitet, wurde ich gestärkt und habe für mich daraus gelernt.
Man könnte auch sagen, die Psychiatrie ist ein Krankenhaus für die Seele und die Seele ist ja immerhin ein enger Freund der inneren Ausstrahlung, gemeinsam machen sie uns schön und einzigartig.

Haltestelle Tulln

Ich hatte meine psychiatrischen Aufenthalte bis jetzt nicht nur in Mauer, sondern war auch in Tulln zur Behandlung. Der Vorteil in meiner Psychiatrie-Karriere ist bestimmt, dass ich meist freiwillig Hilfe suche oder mich selbst für eine stationäre Aufnahme entscheide. Natürlich vorallem, wenn ich merke, dass ich die Last der Depression nicht mehr tragen kann und unbedingt Unterstützung benötige.
So war es auch bei meinem Aufenthalt in Tulln. Wie bei jeder anderen Psychiatrie brauche ich immer etwas Eingewöhnungszeit. Hier war es so, dass mich mein Vater hinbrachte. Wir sahen uns in Ruhe die ganze Station an und schließlich sollte mir ein Zimmer zugeteilt werden.
Eine herzliche Aufnahme von Zimmerkollegen stellt man sich freilich anders vor, denn im ersten zugewiesenen Zimmer war die Reaktion auf mich äußerst schockierend. Das Mädchen stellte klipp und klar fest, dass, wenn sie nicht alleine bleiben dürfe, würde sie entweder sich selbst oder mich umbringen. Was für ein warmherziger Beginn.
Selbstverständlich bekam ich dann eine andere Unterkunft zugeteilt, doch der Schreck saß mir

tief in den Knochen.
Ich denke, diese Situation hat meinen Vater ebenso wie mich getroffen, denn er verabschiedete sich so plötzlich und hastig und trat den Heimweg an. Meiner Meinung nach war genau dieser Vorfall eine solche Situation, mit der er nicht umgehen konnte und er wusste ja, dass er mich deswegen nicht wieder mit nachhause nehmen konnte.
Dieser Start traf mich hart und abends wurde ich von einem so starken Heimweh gepackt, der zu einem Nervenzusammenbruch führte.
Ich telefonierte immer wieder mit meiner Mutter, die fast kein Wort verstand, so derart aufgelöst war ich. Nichts und niemand konnte mich beruhigen, alle Gefühle stürzten auf einmal in einer rasenden Geschwindigkeit auf mich ein. Wenn ich daran zurück denke, fühle ich noch heute diesen unglaublichen Schmerz, der mich damals so hysterisch werden ließ. Ich konnte kaum atmen, so sehr schnürte mir die Angst vor dem was kommen würde, die Kehle zu. Es kam mir vor, als wäre ich eine Ertrinkende, die immer weiter nach unten gezogen wird. Weil ich mich nach über drei Stunden noch immer nicht beruhigt hatte, musste mich ein Pfleger mit Medikamenten ruhig stellen. In dieser Situation

waren die Pillen meine einzige Hoffnung auf Luft und Atem und ich konnte endlich einschlafen.
Obwohl der erste Tag so schrecklich begonnen hatte, gewöhnte ich mich jeden Tag besser ein und Stück für Stück wurde es für mich leichter. Dazu hat mir der Umgang mit den anderen Patienten geholfen, denn ich kam im Großen und Ganzen mit allen gut aus.
Bald waren zwei Wochen um, als die Rückkehr der Gruppenleiterin einen Schatten auf die erfolgreiche Zeit warf.
Wie ich ja bereits gelernt hatte, gibt es Menschen, die man einfach unsympathisch findet. Uns ging es beiden gleich - sie mochte mich nicht und ich sie noch viel weniger. Sie machte mir meinen Aufenthalt nicht leicht und ich fühlte mich unwohl in ihrer Gegenwart. Zu diesem Zeitpunkt war das Gehen bereits sehr anstrengend für mich und auch bei der Körperpflege benötigte ich Hilfe. Da die Schwester aber wollte, dass ich so viele Wege wie möglich selbst zurücklegte, fiel ich einige Male hin.
Eines Tages hörte ich, wie die Gruppenleiterin mit einer Pflegerin sprach. Sie behauptete in dem Gespräch, dass ich mich jedes mal

absichtlich fallen lassen würde, weil ich nicht gehen wollte.
Ab diesem Tag war sie für mich in Sachen Menschlichkeit und Mitgefühl durchgefallen. Diese unglaublich traurige Unterstellung machte mich fassungslos und verletzte mich tief. In Folge dessen konnte ich meine Abneigung noch schwerer verbergen und die Zusammenarbeit mit ihr war stets anstrengend und wenig hilfreich.
Aber ich kämpfte mich durch und mit Stolz kann ich erzählen, dass ich mich damals nicht vertreiben ließ. Ich machte meine Behandlungen und Therapiegespräche und nutzte die Kraft, die ich aus den neuen Bekanntschaften zog, um standhaft zu bleiben.
Wäre ich nicht wegen meiner schweren Depression dort gewesen, so war die Haltestelle Tulln im Vergleich zu Mauer fast wie Urlaub. Denn obwohl ich wieder einmal in meinem Leben mit Abneigung und Gemeinheiten umgehen musste, bin ich an dieser Situation gewachsen und habe gelernt, dass auch ich harte Aufschläge parieren kann.

Die Krankheit mit 1000 Gesichter

18 Jahre - ein tolles Alter, um das Leben zu genießen. Sich frei und unabhängig mit Freunden treffen, die Welt entdecken, das Leben erleben und sich dabei so richtig verlieben. So habe ich das bei vielen jungen Menschen und bei meinen Freunden in meinem Umfeld erlebt.
Doch mein Weg kreuzte weder das aufregende Nachtleben, noch konnte ich unbeschwert und ausgelassen durch die Welt tanzen. So unfassbar gerne hätte ich das Gefühl kennengelernt, die Welt umarmen zu wollen und wie es ist, Bäume auszureißen vor Glück. Da ich aber auf Grund meiner Depression ständig im Krankenhaus war, zog dieser Abschnitt des natürlichen Erwachsenwerdens völlig an mir vorbei.
Als ich gerade wieder mal für eine psychiatrische Behandlung in Mauer/Öhling war, bemerkte ich eine wochenlang andauernde Taubheit in meinem rechten Bein. Weil ich grade schon mal da war, schickte man mich nach Abschluss der Psychotherapie weiter auf die hauseigene Neurologie der Krankenanstalt. Zuerst fiel der Verdacht auf einen Zeckenbiss, der eben eine solche Gefühlsstörung auslösen konnte. Durch verschiedene Tests und

Untersuchungen versuchte man herauszufinden, was denn nun diese Taubheit in meinem Bein auslöste.
Den Anzeichen zufolge ging man sehr bald von einer Borreliose Erkrankung aus, welche durch eine Blutuntersuchung und einer Punktion der Rückenmarksflüssigkeit festgestellt werden kann.
Diese Vermutung zerschlug sich in meinem Fall sehr schnell, denn die Signale deuteten in eine weit schlimmere Richtung.
Die Ärzte befürchteten, dass es sich bei mir um MS - Multiple Sklerose - handeln könnte. Diesen Verdacht konnte man erst durch eine komplizierte Krankheitsbestimmung bestätigen oder ausschließen.
Als ich diese Mutmaßung von den Ärzten bestätigt bekam, schossen mir die Bilder von meiner ersten Reha in den Kopf. Von den MS-Erkrankten die ich dort kennenlernen durfte. Und wie schwer der Krankheitsverlauf bei manchen war. Ich bekam unheimlich Angst, dass es mir genauso ergehen könnte.
Das konnte und durfte einfach nicht sein! Nicht ich, nicht schon wieder ich! Es war genug! Mehr als genug. Das Maß dessen, welches ich ertragen konnte, war zu diesem Zeitpunkt schon lange

überschritten. In diesem Moment beschloss ich für mich, sollte der Befund positiv sein, würde ich mir das Leben nehmen. Mich hatte die Angst regelrecht am Nacken gepackt.
Wieder Zuhause angekommen, verging die Zeit und wir hörten monatelang nichts von einem Ergebnis. Die Furcht und der Gedanke an die Krankheit traten in den Hintergrund.
Nach einer so langen Zeit ohne einer Spur eines Resultats, nahmen wir alle an, dass die Tests negativ ausgefallen waren. Es hätte sich doch bestimmt irgendjemand gemeldet, falls dem nicht so wäre, oder?
Ich kämpfte also weiter mutig gegen meine Depression an, wozu ich begleitend immer wieder regelmäßige Termine bei meiner Neurologin Frau Doktor H. im Krankenhaus Scheibbs hatte. Ungefähr drei Monate nach dem beunruhigenden Gespräch auf der Neurologie-Station in Mauer hatte ich wieder einmal einen meiner zur Gewohnheit gewordenen Termine bei der Frau Doktor.
Mit der Annahme, dass wir wie üblich über meine Gefühlswelt sprechen würden, begannen wir unsere Sitzung. Doch anders als erwartet, zog sie mir mit einer simplen Frage völlig den Boden unter den Füßen weg. Die Frage danach,

warum ich eigentlich meine MS-Erkrankung nicht behandeln lassen wollte, warf mich völlig aus der Bahn.
Wie bitte? Was? Habe ich mich gerade verhört? Irgendetwas war gewaltig schief gelaufen. Aus irgendeinem unerfindlichen Grund, war sie über die Diagnose informiert worden, ich und meine Eltern jedoch nicht. Sie hatte keine Ahnung, dass wir nicht in Kenntnis gesetzt worden waren. Diese Mitteilung traf mich wie ein Hammerschlag auf den Kopf. An ihrem Gesichtsausdruck konnte ich erkennten, wie unangenehm ihr die Situation war. Wie unfassbar leid ihr das tat, dass sie mir mit dieser Diagnose noch eine weitere Bürde auf meine Schultern laden musste. Völlig ahnungslos hatte sie mich in diesem Moment mit einem weiteren Schicksalsschlag konfrontiert. Bis zu diesem Zeitpunkt hatte ich jedoch keine Ahnung, was noch auf mich zukommen sollte.
Diese Information schlug bei mir ein wie ein Torpedo. Es fühlte sich an, als wäre ein Bumerang zurückgekehrt, von dem ich bereits gehofft hatte, dass er nicht mehr wiederkehren würde. Mein Körper und mein Geist befanden sich in einer regelrechten Schockstarre. Unfähig, noch irgendetwas zu fragen, nahm ich für den

ersten Augenblick die Tatsache als gegeben hin. Meine Doktorin empfahl mir, zur weiteren Behandlung der MS, wieder Kontakt mit der Neurologie-Station in Mauer aufzunehmen und so war die Sitzung auch schon wieder vorbei.
Erst als ich von meinen Eltern aus dem Behandlungszimmer und ins Auto gebracht wurde, brach ich zusammen. Ich konnte nicht mehr. Den ganzen Heimweg über weinte ich, es schmerzte tief in mir und meine einzigen Worte waren: "Warum immer ich?"
Natürlich waren meine Eltern ebenso bestürzt und fassungslos über diese niederschmetternde Nachricht. Selbst Zuhause angekommen, konnte ich mich nicht beruhigen, denn mein Herz tat so furchtbar weh. Stunden später verstand ich, dass, egal ob ich tagelang weinen würde, es nichts an der Situation ändern würde. Nicht einmal ein kleines bisschen. Meine Geschwister hatte zu diesem Zeitpunkt große Angst, dass auch sie davon betroffen sein könnten. Sie wussten nicht, was diese Krankheit mit meinem Körper machen würde und manchmal denke ich, dass sie es bis heute nicht wahrhaben wollen. Ich verstehe diese Furcht heute, sie konnten ja auch nicht wissen, welche Ausmaße diese Situation noch haben sollte, genau so wenig wie ich.

Nach einer weiteren Untersuchung stellte sich heraus, dass ich noch dazu an einer sehr schweren Form der Multiplen Sklerose erkrankt war.
Was MS ist, und was diese Erkrankung für mich im speziellen bedeutet, möchte ich euch kurz erklären.
MS ist eine chronisch entzündliche Autoimmunerkrankung.
Im Fachjargon wird es als Encephalomyelitis Dissemenata bezeichnet. Also eine Erkrankung bei dem das Rückenmark, das Zentralnervensystem und die Nerven betroffen sind.
Vergleichbar mit einer Grippe, bei der das Immunsystem versucht die Viren und Bakterien mit Entzündungen zu bekämpfen, um wieder gesund zu werden, passiert das auch in meinem Körper. Nur, dass eben nicht Viren und Bakterien bekämpft werden, sondern meine Nerven, mein Zentralnervensystem und mein Rückenmark. Diese Zerstörung verläuft in Schüben, bei dem die Leitfähigkeit der Nerven beeinträchtigt wird. Diese Beeinträchtigungen können wahllos im ganzen Körper stattfinden.
In meinem Fall äußeren sich diese Nervenschädigungen als Sehstörung, Sprach-

und Schluckbeschwerden, Verlust der Gehfähigkeit und als Inkontinenz.
Die Krankheit ist nicht heilbar, jedoch kann der Verlauf durch verschiedene Maßnahmen oft günstig beeinflusst werden und führt nicht zwangsläufig zu schweren Behinderungen. Bei anderen Erkrankten bleibt die Mehrzahl an Patienten noch viele Jahre nach Ausbruch der Krankheit sogar noch gehfähig. In meinem speziellen Fall handelt es sich vermutlich um die Form Marburg. Es scheint, als würde ich von einem Schub direkt in den nächsten rutschen, ohne jede größere Pause, was zur Folge hat, dass ich einem wesentlich schnelleren Verlauf und Verfall unterlegen bin.
Innerhalb von nur zwei Jahren habe ich das freie Gehen verlernt und mittlerweile ist es mir nicht einmal mehr möglich, frei zu stehen. Des weiteren ist auch mein Blasennerv davon betroffen und so merke ich leider nicht mehr, wann meine Blase voll ist. Abhilfe schafft seitdem ein Bauchdeckenkatheder. Außerdem ist meine Sehfähigkeit immer wieder stark beeinträchtigt. Doch diese genannten Störungen sind nur einige von vielen kleineren und größeren Beeinträchtigungen und Behinderungen, die mir den Alltag erschweren

und sich über die letzten sieben Jahren entwickelt haben.
Abschließend kann ich nur sagen, dass diese Krankheit
mein Leben und das meiner Familie völlig auf den Kopf gestellt hat.

Meine Begegnung mit der Palliativstation/ Sterbebegleitung

Seit vier Jahren kann ich nun schon keine Medikamente zur Behandlung der Multiplen Sklerose bekommen.
Das hat den einfachen Grund, weil ich gegen alle allergisch reagiere und ganz schlimme Erstickungsanfälle bekomme. Selbst die Ärzte in St. Pölten wussten nicht mehr, wie sie mir helfen konnten, fast als wären sie mit ihrem Latein am Ende. Die Behandlung mit Kortison jedoch lehnten sie ab, obwohl nur dieses Medikament einen Entzündungshemmer hat, der in meinem Fall ausreichend stark ist. Ich weiß nicht genau, warum diese Behandlung abgelehnt wurde, aber ich hatte das Gefühl, dass ich nicht ernst genug genommen wurde, denn es wurde mir des öfteren gesagt, dass sie meine MS Schübe nur für Pseudoschübe halten würden. Sprich alle Symptome die ich hatte wären so gut wie reine Einbildung. Meiner Meinung nach wussten sie einfach nicht mehr weiter.

Genau zu dieser Zeit plagten meine Oma üble Rückenschmerzen, die sie mittels Akupunktur kurieren ließ. Sie kam mit ihrer behandelnden

Ärztin ins Gespräch und erzählte ihr viel von mir. Diese wiederum hatte die Idee, die Akupunktur-Technik gegen meine Depression einzusetzen. Wir verstanden uns gut und bald kannte sie meine ganze Krankengeschichte. Nach einiger Zeit erzählte sie mir von der Palliativstation in Melk und dem Team in Scheibbs und dass sie mich dort zur Behandlung aufnehmen wollte. Im ersten Moment waren meine Eltern und ich geschockt. Palliativ? Das kannten wir nur als Sterbebegleitung auf dem letzten Weg.

Doch sie bemühte sich sehr, uns davon zu überzeugen, dass die Station für mich und meine MS genau das richtige sei.

Dadurch, dass meine MS unbehandelt ist, kann ich jederzeit an ihr sterben.

Da ich eben zu dieser Zeit einen starken MS Schub hatte und Kortison zur Abhilfe benötigte, welches ich in St.Pölten nicht erhalten konnte, sollte ich in Scheibbs aufgenommen werden.

Warum bei einer Kortison Stoßtherapie ein stationärer Aufenthalt notwendig ist, auch heute noch, lässt sich leicht erklären. Da ich leichter Diabetiker bin, schießt mein Blutzuckerspiegel bei diesen Behandlungen oft auf einen Wert von über 400. Das führt dazu, dass ich Insulin

benötige um diesen zu senken.
Bei gesunden Menschen sollte der Wert im nüchternen Zustand bei einem Wert von unter 100 liegen, selbst nach einer Mahlzeit sollte sich dieser nicht über 140 bewegen.
Das ist aber nicht die einzige Nebenwirkung von Kortison, denn es macht auch depressiv.
Aus diesem Grund hat man begonnen, in der ersten Woche die notwendigen Medikamente gegen die MS zu verabreichen und die folgende Woche wird dann genutzt, um die daraus resultierenden psychischen Probleme zu lindern.
Wir überlegten einige Tage hin und her, die Entscheidung war nicht leicht und doch entschloss ich mich einen Versuch zu wagen.
Was konnte denn schon groß passieren?
Schließlich wurde ein Platz frei und mein Vater brachte mich ins Krankenhaus Scheibbs. Als wir hinein gingen war ich erstaunt, wie hell und freundlich alles wirkte, denn es ist ein kleines aber sehr modernes Spital. Auf der Station im zweiten Stock angekommen wurde ich sehr herzlich begrüßt und ich fühlte mich auf Anhieb wohl.
Selbst mein Zimmer war toll und ich bekam sogar ein Niederflurbett, ein Bett für kleinere Menschen.

Die Aufnahme machte ein Pfleger namens Rainer, der sehr nett zu mir war. Kurz darauf lernte ich auch die Ärztinnen Frau Doktor Kum-Taucher und Frau Doktor Egger kennen, die ich sofort mochte und äußerst sympathisch fand, ebenso die Ärztin Frau Dr. Gheorghe.
Zum ersten Mal fühlte ich mich in einem Krankenhaus so gut aufgehoben, dass ich fast sagen möchte ich habe mich wohl gefühlt.
Die Schwestern und Pfleger waren allesamt freundlich, gut gelaunt, immer sehr nett und für jeden Spaß zu haben.
Auch die Station an sich war ruhig und erholsam, es gab für jeden Patienten genug Pflegepersonal, was nicht immer selbstverständlich ist.

Seit über einem Jahr bin ich nun ein regelmäßiger Gast. Ich bekomme dort auch Psychotherapie, weil mich keine Psychiatrie mehr aufnehmen kann, da es einen zu großen Pflegeaufwand für mich bedarf.
Für diesen Bereich sind Kerstin und Isabella zuständig, die ich ebenfalls sofort mochte. Zu Kerstin hatte ich von Beginn an einen ganz besonderen Draht, obwohl wir uns erst bei meinem zweiten Aufenthalt kennen lernten. Für

mich ist sie eine richtige Freundin geworden, weshalb ich sie auch gebeten habe, ein paar ihrer Gedanken in ein Kapitel für das Buch zu verpacken.
Ich habe aktuell also Hilfe von zwei ganz tollen Menschen, bei denen ich meine Psychotherapie erhalte.
Mittlerweile konnte ich auch Christoph davon überzeugen, dass mir die Palliativbegleitung gut tut, denn er lehnte anfangs ebenso wie ich, den Gedanken zur Behandlung in Scheibbs ab. Selbst für ihn war der Begriff zu stark mit dem Tod verbunden - und ich hatte ja nicht vor zu sterben. Ich versuchte wirklich eine Ewigkeit ihn davon zu überzeugen, wie sehr diese Aufenthalte meine Seele zum Lachen bringen können. So richtig klar ist ihm das, so glaube ich, erst geworden, als ich meinen Geburtstag feierte und alle meine Ärzte einlud. Hier lernte er auch die Scheibbser Ärztinnen kennen. Dann zu verstehen, warum ich so gerne dort bin, ist nicht schwer.

Meine Gefühlswelt

Ich finde ja, dass Gefühle schwierig zu definieren sind.
Medizinisch gesehen wird das Gehirn teilweise durch Botenstoffe und Serotonin, die durch körpereigene Reaktionen produziert werden, beeinflusst. Doch im Großen und Ganzen sind wir sehr von der Außenwelt und den Menschen, die uns umgeben, gesteuert.
Bei depressiven Menschen reichen kleine Impulse aus, um eine erhebliche Stimmungsschwankung zu bewirken. Von mir selbst würde ich behaupten, dass meine Gefühlswelt größtenteils von äußeren Einflüssen bestimmt wird. Da ich mich selbst als sehr empathischen Menschen erlebe, reagiere ich oft schon auf Mimik und Gestik meines Gegenübers mit Gefühlen, die weniger von mir stammen, sondern passend zu den gezeigten Gefühlen meines Kommunikationspartners.
Es passiert nicht selten, dass ich Dinge falsch oder zu intensiv wahrnehme. Außerdem ist mein Stimmungsbarometer leider sehr wankelmütig, denn in einem Moment bin ich gut gelaunt und zufrieden, im nächsten Moment so betrübt, dass ich das Gefühl habe, der Himmel fällt mir auf

den Kopf.
Diese Schwankungen sind teils durch äußere Einflüsse bestimmt, teils aber auch ohne ersichtlichen Grund. So habe ich beispielsweise, ohne Medikamenteneinnahme, fast täglich ab 17 Uhr eine Verschlechterung auf meinem Stimmungsbarometer zu verzeichnen, ohne dass ich so recht weiß, woher dies herrührt.
Auch wenn es Zeiten gibt, in denen ich mich wochenlang konstant und ausgewogen fühle, ist die Depression ein ständiger, unsichtbarer Begleiter. Bildlich beschrieben könnte man diese Situation folgenderweise beschreiben: Es gibt Phasen, in denen ich mich sehr häufig richtig wohl fühle, doch ein Schatten lauert im Hintergrund. Ein unangenehmer Begleiter, der nur darauf wartet, sich wieder in den Vordergrund zu drängen. Es fühlt sich an, als würde die Sonne, die eben noch deine Haut gewärmt hat, vom Abendschatten verdrängt werden und langsam beginnst du zu frösteln. Und du willst dir die Wärme unbedingt zurückholen. Sei es mittels Pullover oder Decke oder einfach, indem du versuchst aus dem Schatten zu treten und der Sonne nachzulaufen. Doch irgendwann geht sie ganz unter und du musst auf den neuen Tag, den neuen

Sonnenaufgang warten. Nur weißt du nicht, ob es tags darauf regnet oder schön wird.

Selbst bei Stimmungsschwankungen habe ich das Empfinden, als würde ich einen Stein auf der Brust liegen oder einen Kloß im Hals haben.
Du kennst das bestimmt - wie in einem Horrorfilm, wo bereits alle Anzeichen darauf hindeuten, was passieren wird. Du bist der Protagonist und weißt genau, dass du als nächstes dran glauben wirst.

Als Kind sieht und fühlt man die Welt ganz anders als ein Erwachsener. Ich glaube mich daran zu erinnern, dass meine Wahrnehmung und meine Art über Dinge nachzudenken, vor der Erkrankung sehr viel leichter waren. Einfach deswegen, weil gewiss Probleme noch leichter gelöst werden konnten oder einfach nicht vorhanden waren.
So eigenartig es klingen mag, aber einen positiven Aspekt hat die depressive Erkrankung: Mein Gefühlsspektrum hat sich um ein Vielfaches erweitert. Ich finde, dass meine Wahrnehmung und Wertschätzung den kleinsten, positiven Dingen gegenüber, ausgeprägter ist als bei gesunden Menschen.

Ohne Empfindungen wären wir alle Soziopathen oder Autisten. Inwiefern wir lernen mitzufühlen, liegt nicht nur an unserer Umwelt, sondern auch an der Reife und Weite unseres Horizontes. Diese Gefühle jedoch mitteilen zu können ist wieder ein ganz anderes Problem oder eine ganz andere Herausforderung.

Ich habe vielleicht etwas zu sehr gelernt, mir meine Gefühle bewusst zu machen und empfinde daher allzu oft kleine Dinge viel zu emotional. So versuche ich circa alle zwei Stunden für mich selbst festzustellen, wie ich mich gerade so fühle. Diese Angewohnheit nimmt dem Leben oft die Leichtigkeit, aber da gibt es ja mehrere Dinge, die sich als Ballast angesammelt haben.

Obwohl ich in jahrelangen Therapien gelernt habe, meine Gefühle mitzuteilen, fällt es mir unheimlich schwer das Gefühl der Wut auszudrücken. Stattdessen schleichen sich die Traurigkeit und die Depression vor und nehmen mir mein Wutgefühl.

Wenn ich Wut nur so richtig empfinden könnte, wäre es möglich die Wut in den Kampf gegen die Depression zu schicken?

Und könnte ich mir, wenn ich schon mal die impulsive Wut kennengelernt hätte, auch das

Gefühl "überglücklich" und "unbeschwert" aneignen? Seit meiner Depression sind mir Gefühle wie Zufriedenheit, Fröhlichkeit und Dankbarkeit ein Begriff, aber dass ich aus ganzem Herzen glücklich bin und die Welt umarmen könnte, nein, das vermag ich nicht zu behaupten. Wahrscheinlich muss ich mich erst zu hundert Prozent selbst akzeptieren und mir nicht ständig die Schuld an meiner Depression geben.

Ich weiß, dass das ein Lernprozess ist, den ich gerne beginnen möchte. Ich nehme die Herausforderung an und mache mich auf die Suche nach der Wut, vielleicht hat diese ja auch das Glück an der Hand.

Diesen Songtext wollte ich unbedingt in meinem Buch haben, da er mir unheimlich viel bedeutet. Denn von Zeit zu Zeit wünsche ich mir, dass ich doch noch ein Kind sein darf. Ein lieber Dank geht bei diesem Text an den Verfasser Julian LePlay, der es mir erlaubt hat seine Zeilen in meinem Buch zu veröffentlichen.

Kind sein will

Manche Freunde
haben jetzt schon ihre Frau fürs Leben
Ich bin noch jung,
ich kann die Frau'n noch immer nicht versteh'n,
bin vielleicht noch nicht Mann genug,
manchmal noch wie ein kleiner Bub
Wollt' eigentlich immer schon
die ganze Welt mit Zelt bereisen
Wo ich dann bleib',
wird sich am Ende schon zeigen
Und trotzdem bleib' ich jetzt zuhaus',
pack' meine Playstation aus
bis ich weiß, wer ich bin,
bis ich weiß, wohin,

dass meine Liebe nicht fortgeht,
mein Herz am richtigen Ort schlägt
und dass ich noch von Zeit zu Zeit
Kind sein will
Und wenn am Ende dann
bei mir das Licht ausgeht,
will ich sagen:
"Ich hab gelacht und gelebt"
Doch bis dahin hab' ich noch weit,
gib mir noch ein bisschen Zeit
bis ich weiß, wer ich bin,
bis ich weiß, wohin,
dass meine Liebe nicht fortgeht,
mein Herz am richtigen Ort schlägt
und dass ich noch von Zeit zu Zeit
weiß, wer ich bin,
bis ich weiß, wohin,
dass meine Liebe nicht fortgeht,
mein Herz am richtigen Ort schlägt
und dass ich auch von Zeit zu Zeit
als Kind von seinem Kopf befreit,
dass ich noch von Zeit zu Zeit
Kind sein will

Julian LePlay

Meine Familie

Wie ihr ja schon wisst, habe ich drei Geschwister. Christopher und Christina, die meine Drillingsgeschwister sind und Stefan, unser großer Bruder. Sie alle drei bedeuten mir unendlich viel. Wären sie nicht gewesen, hätte ich nie gehen gelernt. Ich wäre niemals 18 Jahre lang ein selbstständiger Mensch gewesen, so gut dies eben für meine Verhältnisse möglich war. Meine Beziehung zu ihnen ist zu jedem speziell, wie auch der Charakter jedes einzelnen ausgeprägt ist. Gerade wir Drillinge könnten unterschiedlicher nicht sein.

Christopher und Stefan waren die Beschützer, die mich vor Anfeindungen und Angriffen abgeschirmt haben. Sie standen immer hinter mir und tun es auch heute noch.

Stefan, der Älteste, baut gerade mit seiner Freundin Anke ein Haus und es rührt mich sehr, dass die Beiden den unteren Stock barrierefrei gebaut haben. Außerdem gibt es sogar ein zusätzliches Zimmer, das ich nutzen könnte, wenn es irgendwann notwendig wäre. Christopher bemüht sich um mich und zeigt mir öfters, dass er an mich denkt, denn ab und zu steht er ohne Grund mit einem Stofftier da, das

er mir schenken möchte.
Meine Schwester wollte nicht einmal im Buch erwähnt werden, doch sie soll wissen, dass sie schon von klein auf ein großes Vorbild für mich war und das ist sie heute noch.
Gerade wir Drillinge waren als Kleinkinder beinahe unzertrennlich und verbrachten unsere Zeit gemeinsam. Mit Christina hatte ich im Alter von sechs bis zwölf Jahren eine sehr enge Bindung. Wir teilten uns sogar ein Zimmer und unternahmen vieles gemeinsam. Sie war es, die mir das Stück Kindheit geschenkt hat, an das ich mich auch heute noch gerne erinnere. Wir hatten so viel Spaß zusammen. Unsere Spiele waren fantastisch, egal ob wir uns vorstellten, dass wir zaubern könnten, oder sich unser Kinderzimmer in eine Monsterhöhle verwandelte. Manchmal wurde auch die Küche zum Schlachtfeld, weil wir uns als Köche austobten und alles verwüsteten.
Sie bescherte mir tolle Erlebnisse und gab mir damit ein Stück Freiheit, die man nicht hätte kaufen können.

Liebes Tagebuch,
Christina und ich waren heute richtig abenteuerlich unterwegs. Sie hat mich zum Gemeindebach mitgenommen, wo alles so schön grün und wild verwachsen ist. Es war ziemlich steil und steinig und ich frage mich noch immer, wie sie es geschafft hat, mich da runter zu bekommen. Auf den Rollstuhl haben wir gepfiffen, mehr kniend als stehend hat sie mich die Wiese bergab geschleppt. Christina hat mich auf einen großen Stein bugsiert, an dem direkt der Bach vorbeirauscht. Dort haben wir mehrere Stunden verbracht. Wir sind in der Sonne gelegen und haben über Gott und die Welt gesprochen. Es war einfach wunderbar - ich habe mich selten so frei und losgelöst gefühlt. Diesen Tag werde ich nie vergessen.

Ich erinnere mich auch noch an einen anderen, besonderen Ausflug mit ihr, der im wahrsten Sinn des Wortes zum Reinfall werden sollte. Wir wollten in den Nachbarort und um dort schneller hinzu gelangen hatte sie die tolle Idee, mit Rollschuhen zu fahren, denn ich musste ja im Rollstuhl sitzen. Anfangs lief alles wie geschmiert und wir kamen richtig gut voran, fast so schnell, dass uns der Fahrtwind um die Nase wehte. Als wir jedoch an die Mühlbachbrücke kamen, übersahen wir eine Kante des Gehsteiges. Man ahnt es schon, Christina kam ins Straucheln und schon flogen wir mit Sack und Pack die Böschung hinunter. Im ersten Moment hat das bestimmt ein lustiges Bild abgegeben, doch die Landung war leider nicht so sanft und witzig. Wir wussten beide nicht, ob wir lachen oder heulen sollten. Unsere Hosen waren zerrissen und mit Grasflecken übersät und einer meiner Finger fühlte sich wie gebrochen an. Meine Stirn war zerkratzt und blutig und auch meine Schwester hatte einige Kratzer und Beulen abbekommen. Trotz aller Wehwehchen entschieden wir uns, herzhaft darüber zu lachen und rappelten uns mühsam auf. Zufällig wohnte eine Tante von uns nur ein paar Schritte von unserem Unfallort entfernt, zu der wir uns auf den Weg machten. Sie säuberte die Gesichter, Hände und unsere Hosen, versorgte diverse Verletzungen und päppelte uns auf. So war die Welt für uns wieder in Ordnung und wir traten, etwas vorsichtiger, den Heimweg an. Einerseits war dies bestimmt ein schmerzhaftes Erlebnis, doch gleichzeitig gab es mir das Gefühl, ein Kind wie jedes andere zu sein. Ich muss wahrscheinlich nicht erwähnen, dass es nicht das letzte Mal war, das ich aus meinem Rolli flog.

Diese Erlebnisse kann mir niemand nehmen und sie bedeuten mir unheimlich viel. Obwohl wir eine so enge Beziehung in unserer Kindheit hatten, veränderte diese sich während der Pubertät schlagartig. Wir sind beide keine einfachen Menschen. Meine Krankheit und Behinderung bestimmt und diktiert meinen Alltag, aber Christina hatte immer so ganz eigene Vorstellungen vom Leben, fast so als ob sie in einer anderen Welt leben würde, als ich. Natürlich ist das nicht schlimm, aber es trennte unseren gemeinsamen Weg doch maßgeblich. Sie wollte sich nichts mehr sagen lassen und alles selbst bestimmen und entscheiden. Ratschläge waren nicht erwünscht und auch das führte zu Unstimmigkeiten innerhalb der Familie.

Selbstverständlich will man gerade in der Pubertät seinen eigenen Weg finden und das ist bestimmt nicht einfach.

Mittlerweile verbringen wir leider kaum noch Zeit miteinander und wenn es doch dazu kommt, endet es fast immer im Streit. Dafür will ich ihr bestimmt nicht die Schuld geben, es ist eben einfach eine Tatsache. Mir ist bewusst, dass sie viel hinter sich bringen musste, denn gerade während der Schulzeit galt es die viele

Anfeindungen meinetwegen zu ertragen. Meine Krankheit bürdete auch ihr viele Belastungen auf und sie hat sich nie darüber beklagt oder gar darüber mit jemanden gesprochen.
Es tut mir sehr leid, dass meine Geschwister, trotz aller Bemühungen meiner Eltern, oft hinter mir anstehen mussten und auch jetzt noch müssen. Ich bin erst 24 und meine gesundheitliche Situation wird nicht besser. Es ist mir vollkommen klar, dass diese Tatsache auch meiner Schwester und meinen Brüdern zur Last fällt. In so einer extremen Situation, wie wir sie haben, machen alle Fehler, da ist es wie in normalen Familien. Man wünscht sich, dass man manche Worte nicht gesagt hätte oder sensibler mit dem einen oder anderen umgegangen wäre. Ich möchte damit zum Ausdruck bringen, wie wichtig alle drei für mich sind und ich mir gerade für die Zukunft eine engere Bindung zu ihnen wünsche.

Meine Eltern

Es ist nicht einfach die Gefühle zu beschreiben, die ich für meine Mutter und für meinen Vater habe. Sie gehören wie meine Geschwister zu den wichtigsten Menschen in meinem Leben. Meine Dankbarkeit für das, was sie bereits alles für mich getan haben und tun ist grenzenlos. Man könnte es in einem ganzen Leben nicht wieder gut machen, denn ohne sie wäre ich nicht, wo ich heute bin und wer ich heute bin.
Besonders mein Vater hat in den letzten Jahren soviel für mich geleistet, dass man es nicht in Worte fassen kann, wie viel mir das bedeutet. Er ist nicht nur mein Papa, sondern gleichzeitig schon immer mein bester Freund und Begleiter. Seit ich im Rollstuhl sitze und gegen meine schwere Depression ankämpfe, steht er wie ein Fels in der Brandung an meiner Seite. Er macht wirklich alles für mich.
Auch meine Mutter ist jederzeit für mich da und ich kann immer auf sie zählen. Sie arbeitet Vollzeit im Büro und ich bin mir sicher, dass ihr diese Abwechslung gut tut. Dadurch ist sie dann am Wochenende für mich da und das mit vollem Einsatz. Trotzdem ist es selbstverständlich für sie, dass sie sich frei nimmt, wenn wichtige

Termine oder Besprechungen mit Ärzten anstehen. Mein Vater arbeitet als Polizist und macht meinetwegen nur 24 Stunden Dienste, damit er nur zwei bis drei Tage in der Woche arbeiten muss. Die restliche Zeit der Woche verbringt er mit mir, meist im Auto auf dem Weg zu Arztterminen oder Therapiestunden. Seine ganze Woche gestaltet sich nach meinem Gesundheitszustand, meinen Pflegebedürfnissen und Therapien. Ich weiß, dass das nicht selbstverständlich ist und bin jeden Tag dankbar dafür. Dass Mama und Papa beide arbeiten gehen, ist nicht nur finanziell bei einer großen Familie wichtig, sondern schafft einen Ausgleich zum anstrengenden Pflegealltag.
Es ist schwer einen depressiven Menschen zu verstehen, wenn man selbst nicht betroffen ist. Gerade diese Tatsache schafft für meinen Vater eine schwierige Situation. Für ihn bin ich immer noch das kleine Mädchen, das ständig lacht und lustig ist. So ist es nicht verwunderlich, dass sich unsere Vater-Tochter-Beziehungen mit Ausbruch der Depression veränderte. Für die gesamte Familie war es eine enorme Herausforderung, mitanzusehen, wie sich ein sonst so fröhlicher Mensch, Schritt für Schritt verändert. Außerdem mussten sie alle

mitverfolgen, wie ich nicht nur körperliche sondern auch seelische Qualen durchleben musste. Mit Abstand war und ist die Depression die schlimmste Krankheit, die ich durchstehen muss.
Meine Eltern sind für mich, in meinem kleinen Universum, bei Weitem die intelligentesten Menschen. Verstehen kann mein Vater aber trotzdem nicht, dass gerade ich depressiv bin und vor allem, was diese Last mit mir anrichtet. Es kommt mir vor, dass die Beiden noch hilfloser dieser Situation ausgeliefert sind, als ich es bin. Denn selbst ich habe diese Erkrankung noch nicht ganz durchschaut, obwohl ich damit leben muss.
Ich sehe häufig die Verzweiflung im Gesicht meines Vaters, wenn ich einen grundlosen Nervenzusammenbruch oder schlagartigen Weinkrampf erleide. Niemand ist daran Schuld, außer vielleicht ich selbst. So dachte ich bis jetzt immer und dieses Denken löst natürlich ein schlechtes Gewissen meiner Familie gegenüber aus.
Ich habe das bedrückende Gefühl, dass ich über die Jahre, ob es nun meine Schuld oder einfach grausames Schicksal ist, ich eine immer größere Belastung für meine Familie bin und werde.

Mein großes Glück in dieser aussichtslosen Lage ist, dass meine Eltern sind, wie sie sind. Es mag zwar immer wieder herausfordernd für sie sein, doch ich weiß, dass sie mich bedingungslos lieben und das gilt umgekehrt genauso.

Benji & Samy

Ich begann gerade zur Vorbereitung meiner großen, orthopädischen Operation mit einer Psychotherapie, als wir feststellten, dass es mir immer schwerer fiel, Freunde zu finden. Auch die Ausübung von Hobbys war für mich sehr schwierig.
Während der Therapie versuchte ich gemeinsam mit meinem Psychotherapeuten Christoph, welche zu finden, aber es gelang uns einfach nicht. Ich hatte also mit zwölf Jahren keinerlei Ansprache oder Beschäftigung außerhalb der Familie.
Doch seit ich denken kann, wünsche ich mir einen Hund und das erzählte ich Christoph immer und immer wieder.
Er wiederum redete immer und immer wieder und das wochenlang auf meine Mutter ein, mir doch diesen Wunsch zu erfüllen.
Sein bestes Argument war dabei, dass ich unbedingt jemanden brauchen würde, dem ich alles erzählen kann und mit dem ich üben kann, eine soziale Bindung aufzubauen. Es dauerte ewig lange zwei Jahre, bis ich endlich meinen Hund bekommen habe. Benji, ein großer und gutmütiger Golden Retriever, zog im Hause der

Vaskus ein. Benji war sofort mein allerbester Freund, er nahm all meine Launen, Erzählungen und Selbstgespräche ohne Klagen still hin und der perfekte Zuhörer hatte sich gefunden.
Es gab mir Kraft und Halt, dass jemand so treu an meiner Seite war und ist, mich nicht verurteilt(e) und immer für mich da war/ist.
Ehrlicherweise muss ich gestehen, dass Benji in meinem Vater die Nummer eins sieht - irgendwie ist Papa das Alphatier für all unsere Tiere.

Die Diagnose, dass es für mich besser sei, keine Kinder zu bekommen, hörte ich das erste Mal, als ich gerade mal sechs Jahre alt war.
Damals war mir das noch ziemlich gleichgültig - die wahren Ausmaße verstand ich erst viel später.
Logischerweise verstehe ich heutzutage die Aussage, aber bereits in meiner frühen Jugend war genau dieser Wunsch, ein eigenes Kind zu haben, sehr stark in mir vorhanden. Mit dieser Tatsache zu leben ist nicht einfach und macht mich sehr traurig.
Freundinnen in meinem Umfeld bekamen ihre ersten Kinder mit 18, mein Baby war die MS. Da ja mein Gehvermögen und meine

Standfestigkeit damit stark beeinträchtigt wurden, konnte ich bald nicht mehr mit Benji spielen. Er war einfach zu groß dafür.
Ich begab mich also auf die Suche nach etwas, dass sowohl meinen Kinderwunsch, als auch meinen Spieltrieb stillte.
Samy, ein Chihuahua, trat ins Rampenlicht.
Doch der Kampf mit meinen Eltern war ein harter Brocken, ich musste fast noch heftigere Geschütze auffahren, als bei Benji. Letztendlich waren meine Argumente zu gut, als dass sie ablehnen hätten können.
Bei meinem Vater hatte ich es noch leichter, denn ich hatte bereits ein Hündchen im Internet ausgesucht und musste ihn nur noch überreden, Samy zu besuchen. Als er dies tat, verliebte er sich auf Anhieb in das kleine Kerlchen. Mama mussten wir schon fast zwingen, unseren neuen kleinen Freund zu besuchen. Auch hier war es dann schließlich dasselbe Spiel, denn sie kam, sah und verliebte sich.
Vier lange Wochen später hatte ich endlich mein kleines Bündel Freund, Glück und Freude bei mir. Er war so winzig und so niedlich, dass er anfangs sogar in meinem Bett schlafen durfte.
Samy ist mein Baby, obwohl auch er sich meinen Vater als Rudelführer ausgesucht hat.

Wenn Papa allerdings mit ihm schimpft, weil er etwas angestellt hat, dann kommt er immer zu mir und lässt sich von mir beschützen und trösten. Aktuell schläft er mit seinem Kissen unter meinem Bett.
Wir haben auch noch einen Kater, Marlon. Die beiden, Marlon und Samy, sind ein tolles Ersatzprogramm fürs Fernsehen. Beide jagen sich regelmäßig durchs Haus - einmal der Kater den Hund und dann wieder umgekehrt. Die zwei streiten sich wie kleine Kinder, denn jeder verteidigt seinen Bereich. Samy zieht oft den Kürzeren, weil sogar der Kater größer ist als er, aber das hindert ihn nicht daran zu stänkern.

Samy wird mir nie Kinder ersetzen können, aber ich kümmere mich um ihn wie um ein Baby, auch jetzt noch. Es kommt mir sogar manchmal so vor, als würde er die Welt wie ein Kleinkind sehen und verstehen.
Ich liebe meine Hunde sehr, weil sie mir Ablenkung und Abwechslung bieten und lange Zeit waren die beiden meine einzigen wahren Freunde.

Mein depressiver Ehrgeiz und die Physiotherapie

Um mich bestmöglich zu fördern und um meine Entwicklung zu unterstützen, muss ich seit meinem 10. Lebensmonat zur Physiotherapie. Als Kleinkind bekam ich diese Therapien wöchentlich im Krankenhaus von St. Pölten, erst mit circa vier Jahren wechselte ich dann ins Förderzentrum nach Schauboden. Dort sollte eine ganzheitliche Förderung erfolgen. Anfangs fuhren mich meine Eltern zu diesen Therapien, doch weil der Zeitaufwand so hoch war und meine Eltern auch noch drei andere Kinder zu versorgen hatten, übernahm das dann der Krankentransport. Ich kann mich noch sehr gut an den überaus netten Fahrer erinnern, der mich immer von zuhause abholte, zur Therapie brachte und mich dann wieder daheim absetzte.
Glücklicherweise bekamen wir hier Unterstützung von der Krankenkasse.
Meine erste Therapeutin war Elisabeth. Sie war es auch die mir später einmal erzählte, dass ich als Kind sehr musikbegeistert und ein riesiger Fan der Backstreet Boys war. Ich konnte zwar kein Wort Englisch, aber sang alle Texte auswendig mit. Ja, ich weiß, jeder hat so seine

dunklen Geheimnisse, wenigstens war es nicht die Kelly Family. Aber wenn ich so darüber nachdenke, dann fällt mir auch wieder ein, dass ich sogar zur Einschulung eine Schultasche von denselben Musikern bekam. Ohje, ich dürfte wohl wirklich ein ziemlich großer Anhänger gewesen sein.

Zurück zur Physiotherapie.

Ähnlich dem Ehrgeiz den ich hatte um das Gehen zu erlernen, machte sich dieser auch in den Therapiesitzungen bemerkbar. Dabei dachte ich immer an meine Geschwister, die mir unbewusst geholfen haben, dass ich überhaupt laufen konnte, und an diesen großen Erfolg wollte ich unbedingt anknüpfen. Ich strengte mich oft so an, dass ich sehr häufig an meine Grenzen stieß.

Nachdem das Förderzentrum von Schauboden nach St. Leonhard verlegt wurde, absolvierte ich in den Sommerferien Blocktherapien. Hierbei hatte ich jeden Tag von 07:30 bis 14:00 ein Programm und machte verschiedene Therapien, wie zum Beispiel Ergotherapie, Physiotherapie, das sogenannte Geh-, und Stehprogramm und vieles mehr.

Von den möglichen drei Wochen schaffte ich allerdings wegen gesundheitlicher Probleme

meist nur zwei. Die Freude, die ich dennoch dabei hatte, war stets groß und verschaffte mir großen Antrieb.
Eine Schattenseite an dieser Geschichte war allerdings, dass ich meine Therapeuten wie Unterhosen wechseln musste. Dem Umstand, dass ich das einzige Kind war, das flüssig sprechen konnte und kognitiv völlig normal war, habe ich es zu verdanken, dass ich ständig neue Betreuer, meist aus dem Ausland, bekam.
Es ist mir wichtig, hier klarzustellen, dass ich nicht im Geringsten ausländerfeindlich bin, doch ich fühlte mich ausgenutzt. Durch meine jahrelangen Therapieerfahrungen war ich fähig, die neuen Betreuer in den Ablauf einer Therapiestunde und in den Alltag des Förderzentrums einzuweisen und konnte außerdem noch nebenbei mit ihnen Deutsch lernen. Keine Frage, im Großen und Ganzen waren sie alle sehr nett, aber es hinterließ einen äußerst faden Nachgeschmack auf meinem Gemüt. Es gab nur einmal eine Dame, die mir in höchstem Maße unsympathisch war und diese Tatsache machte mir Angst. Zu diesem Zeitpunkt war ich zwölf Jahre alt und lernte das Gefühl der Antisympathie erst kennen. Ich hatte zwar schon viel Erfahrung mit Anfeindungen

und Gemeinheiten mir gegenüber gemacht, doch es war das erste Mal, dass ich selbst jemanden nicht mochte.
Erst mit 15 Jahren war mir der ständige Wechsel zu bunt geworden und ich sagte laut meine Meinung. Ein ganzes Jahr lang schafften wir es, dass ich ein und dieselbe Therapeutin hatte. Da tat sich schon die nächste Problematik auf. Sie wurde schwanger und einige Nachfolgerinnen taten es ihr gleich. Es war wie verhext, ich war anscheinend verdammt dazu, immer wieder einen verhassten Wechsel vornehmen zu müssen. Eine junge Frau wurde sogar schwanger, obwohl man ihr gesagt hatte, dass dies leider in ihrem Fall medizinisch nicht möglich wäre. Ich hatte also schon einen unheimlichen Ruf und war bekannt für meinen Therapeuten- Verschleiß. Ein ganz kleines bisschen war es dann natürlich schon auch zum Lachen.
Die Depression machte mir auch hier den Werdegang nicht einfacher, denn mit der Zeit zog ich mich immer mehr zurück. Ich war nicht mehr das ehrgeizige Mädchen, das immer vergnügt an den Behandlungen teilnahm, sondern ließ mich fallen. Außerdem machte mir der Lärm von den anderen Kindern immer mehr

zu schaffen.
Als ich dann 18 Jahre alt war, ging die Zeit im Zentrum für mich zu Ende, denn man durfte nicht länger als bis zur Volljährigkeit dort teilnehmen.
Nach einiger Zeit nahm ich mit Elisabeth, meiner ersten Betreuerin, wieder Kontakt auf und ich setzte meine Therapie Zuhause fort. Das tat mir gut und half mir auch immer wieder weiter. Leider hatte mich die Depression dann wiederholt so fest im Griff, dass ich erneut abbrach und ich mich nicht wieder so schnell dazu aufraffen konnte, weiterzumachen. Wie man sieht, ist das ganze Leben von diesem Gemütszustand kontrolliert. Es frisst die Seele auf und fast scheint es, als ob Signale ans Hirn geschickt würden, alles zu tun, um sich selbst zu schaden. Das Gute und das Positive nicht zu sehen, Erfolge nichtig zu machen und vorzugaukeln, dass es besser ist aufzugeben.
So oft ich schon dachte, es geht nicht mehr und so oft ich schon dachte, die Kraft geht mir aus - Ich gebe nicht auf und kämpfe weiter. Ich arbeite an und mit meinem Körper. Immerhin habe ich jetzt wieder einmal wöchentlich in Scheibbs über die Palliativstation Therapie und es macht mir Spaß.

Drei Seelen in meinem Körper

Es ist eine ziemliche Herausforderung, dieses Thema so zu erklären, dass eine fremde Person nicht annimmt, ich sei völlig verrückt. Ich versuche eine Empfindung und meine Art und Weise zu erklären, wie ich mit den schwersten Lasten in meinem Leben umgehe. Im Großen und Ganzen kann ich behaupten, dass ich nach Möglichkeit versuche, zu akzeptieren, was und wer ich bin. In meinem Körper sehe ich drei Seelen, eine ist geformt von den Krankheiten, zum Beispiel durch die Multiple Sklerose. Eine weitere Seele vertritt meine Behinderung und natürlich gibt es noch Nummer drei - mich selbst, Ines.

Sie alle gehören zusammen und machen den Menschen aus, der ich bin. Wie gerne würde ich die zwei abstoßen können, doch sie hängen aneinander wie Drillinge.

Sowohl meine Fröhlichkeit, als auch meine Depression waren schon immer ein Teil von mir. Ich selbst sah mich nie als das behinderte, kranke Mädchen und solange ich gehen konnte, war ich in meinen Augen ein gesunder Mensch. Zwar war mir immer bewusst, dass ich nicht wie andere laufen konnte und auf Hilfe angewiesen

war, doch einiges konnte ich ganz gut alleine bewältigen. Die behinderte Person wohnte zwar in mir und sah aus wie ich, doch so gut ich konnte, verdrängte ich sie hartnäckig. Wir lieferten uns erbitterte Kämpfe, aber niemals hätte ich freiwillig aufgegeben. Ebenso erging es mir mit der hinterhältigen Krankheit, denn sie lieferte mich immer wieder ins Krankenhaus ein und streckte mich nieder. Bis jetzt gelang es mir immer wieder zu fliehen. In ihr erkenne ich mich nicht - sie ist einfach zu hässlich. Die Behinderung hat mich bis heute ganz gut überzeugen können, sie so gut wie möglich zu akzeptieren, sie anzunehmen und mit ihr zusammen zu arbeiten. Viele Menschen um mich herum stellen fest, dass mir das ganz gut gelingt und so rede ich mir selbst zu und versuche mir Mut zu machen. Die Multiple Sklerose und ihre Gefährten verabscheue ich weiterhin - wer ist schon gerne krank? Ich versuche sie abzuspalten und kalt zu stellen. Würde ich sie kampflos akzeptieren, so könnte ich sie bald nicht mehr ertragen und all das würde mich verschlingen.
Eigenartigerweise habe ich die Depression immer zur eigentlichen Persönlichkeit, Ines Vasku, gezählt. Vielleicht hat das damit zu tun,

dass wir anscheinend einen Pakt haben, den ich nie unterzeichnet habe, mir aber trotzdem Vorteile bringt. Ich habe ja schon erwähnt, dass ich während depressiver Phasen, körperlich gesund bin, ausgenommen der MS. Bei Krankheit ist es umgekehrt, in diesen Phasen fühle ich mich psychisch besser. Mag verwirrend klingen, ist aber eine Tatsache.
Diese gesamte Thematik ist ein wiederkehrendes Gesprächsthema bei meiner Behandlung. Leider schaffe ich es nicht einmal, gemeinsam mit meinem Psychotherapeuten Christoph, alles zu durchblicken.
Ich habe beispielsweise in einer Therapiestunde gemeinsam mit einer Psychologin drei Stühle aufgestellt um ein Gespräch zu führen. Auf einem der drei nahm ich Platz, die anderen beiden kennzeichneten die Krankheit und die Behinderung. So sollten wir in einem Frage-Antwort-Spiel ein Gespräch gestalten.
Von der Krankheit wollte ich wissen, warum sie immer da ist und mir mein normales Leben verwehrt oder die Vorfreude auf eine bestimmte Situation nimmt. Sie antwortete mir, dass ich keine Acht auf mich gebe und sie mich bremsen muss, bevor ich mir selbst schade.
Die Frage der Behinderung jedoch warf mich

aus der Bahn, denn sie wollte wissen, warum ich mir was vormache. Sie hatte mich durchschaut und bemerkt, dass ich noch nicht zu hundert Prozent bereit war, sie zu akzeptieren. Sie warnte mich davor, dass die MS stärker werden würde und ich dann die Zusammenarbeit mit ihr gefährden würde. Es fiel mir nicht leicht, zu verstehen, dass ich sie ja grundsätzlich akzeptierte, aber ein Teil sich noch immer vor der Wahrheit verschloss. Bittere Tränen und die Erkenntnis, noch einen weiten und schweren Kampf vor mir zu haben, waren die logische Folge.

Schon mein ganzes Leben muss ich damit umgehen, es ist eine große Anstrengung, diese Teile von mir zu akzeptieren und ich kann nicht behaupten, dass ein erfolgreiches Ende in Aussicht ist. Die Aufgabe stellt sich mir immer wieder aufs Neue. Mal kann ich es besser ertragen, mal fühle ich mich benutzt und ausgezehrt von beiden, denn all diese Gegensätze zu vereinen wäre zu komplex und schmerzhaft für nur einen Körper. So tritt immer eine meiner Seelen in den Vordergrund und drängt die restlichen zwei in den Hintergrund.

Für meine stärkste Persönlichkeit, mich selbst, war es immer schon leichter, Gefühle zu

akzeptieren. Ganz egal, ob es nun die Fröhlichkeit oder die Depression war. Den jeweils aktuellen Zustand meiner Gefühlswelt konnte und kann ich wenigstens besser verstehen.
Das alles mag sich für einen wirklich gesunden Menschen etwas verrückt anhören, doch es ist meine Art und Weise, damit umzugehen. So schaffe ich es, nicht tatsächlich durchzudrehen. Es gibt mir Kraft und ich kann besser dagegen ankämpfen. Zumindest haben meine Feinde ein Gesicht und ich muss nicht verzweifelt, wie Don Quijote, gegen Windmühlen ankämpfen.

Liebes Tagebuch,
heute hatte ich wieder Therapie bei Christoph. Ich habe eine Tatsache erkannt, die mich fast erschlagen hat. Mir wurde heute klar, dass ein gewisser Teil von mir so sehr an die Depression gewöhnt ist, dass er vor einem anderen, guten Zustand richtiggehend Furcht hat. Ich möchte seelisch gesund sein, das ist eine Tatsache. Dennoch scheint es, als hätte ich innerlich Angst davor. Vielleicht liegt es daran, dass ich mich einfach nicht mehr erinnern kann, wie es ist, aus ganzem Herzen glücklich zu sein.

Zwischen Selbstbestimmung und Lebensqualität

Jeden Tag stellt sich mir diese eine wichtige Frage: Wie viel Lebensqualität und Selbstbestimmung hat mein Leben noch? Früher war ich ein sehr selbstständiger Mensch, hatte große Träume und hohe Ziele. So, wie es jedes junge Mädchen hat. Selber hinausgehen in die Welt, Abenteuer erleben, eine steile Karriereleiter hinaufklettern oder einfach nur Mutter sein und ein erfülltes Dasein genießen. Doch meine Krankheit nimmt mir Schritt für Schritt die Selbstständigkeit und die Möglichkeit, selbst zu bestimmen, was mit mir und meinem Körper passieren soll. Seit Jahren bin ich an den Rollstuhl gefesselt, teils versuche ich diese Tatsache zu akzeptieren, teils bin ich noch immer fassungslos über diese Tatsache und kann es manchmal kaum glauben.

Ich hatte doch so verzweifelt und mühsam dafür gekämpft, endlich gehen zu können und dann soll dieser unbeschreibliche Erfolg für immer verloren sein? Innerhalb weniger Monate wurde ich um Jahre zurück geworfen und das wird sich auch in Zukunft nicht ändern. Ich weiß, wie Schritte funktionieren und wie man geht, aber

mir fehlt einfach die Kraft und mein Gleichgewichtssinn hat seine Orientierung verloren. Manchmal fühle ich mich schlechter als eine Schnecke, die ihr Haus mit sich herumträgt - sie ist so verdammt langsam, aber wenigstens erreicht sie irgendwann ihr Ziel. Mir ist es leider nicht einmal mehr möglich, mich alleine von Raum zu Raum zu bewegen.
Am unangenehmsten ist es natürlich, den Toilettengang nicht mehr ohne Hilfe meistern zu können. Wie viel Lebensqualität hat man, wenn man sich nicht einmal mehr selbst den Po putzen kann?
Ob nun körperlich oder psychisch, man befindet sich ständig in einem Ausnahmezustand. Ich schätze mein Leben, obwohl ich an dem Sinn sehr oft und stark zweifle und genau dieser Zweifel ruft immer wieder starke Selbstmordgedanken hervor. Wisst ihr wie anstrengend es ist, wenn man innerhalb einiger Tage erneut einen Handgriff oder Schritt verlernt hat? Mein Geist ist vital und vollkommen gesund, er wird durch meine Hülle gebremst, denn er würde so gerne großartiges erreichen.
Man könnte auch Folgendes sagen: "Ich bin gefangen in meinem Körper, die Seele und der

Geist könnten alles schaffen und beide würden so gerne hoch hinaus wollen, doch an deren Beinen hängt ein schwerer Klotz!"

Ja, die liebe Lebensqualität, die Qualität, die ein Leben haben kann, doch woran gemessen? Woher nehmen wir die Messlatte, um sagen zu können, mein Leben ist lebenswert?

Denn trotz aller Steine in meinem Weg, um die mich liebevolle Menschen mit meinem Rollstuhl herum schieben oder gar darüber tragen, finde ich, dass jedes Leben geliebt werden muss.

Ja, du hast Recht, genau dieses möchte ich manchmal beenden, doch irgendwie schaffe ich es immer wieder, zu mir zurückzufinden. Ich versuche jeden Tag zu nehmen wie er kommt, ihn bestmöglich zu gestalten und auch ein klein wenig zu genießen. Es gibt Menschen, denen es viel schlechter geht als mir und an dieser Meinung halte ich fest.

Es soll keiner Mitleid haben, ich möchte normal behandelt werden, denn auch ich versuche meinen Alltag zu genießen und gespannt in die Zukunft zu schauen.

Den Satz "Schlimmer gehts nicht mehr" versuche ich aus meinem Wortschatz zu streichen, denn irgendwie wirkt dieser wie eine selbsterfüllende Prophezeiung. Dafür habe ich zwei Lebensmottos und diese sind "Normal kann jeder" und der Titel meines Buches "Und ich lebe noch"!

Man wird doch noch träumen dürfen

Trotz meiner Behinderung versuche ich nebenbei auch ein ganz normales Leben zu führen. Ich habe meistens blaue Strähnen in den Haaren, habe Tätowierungen am ganzen Körper verteilt und trage ein Lippenpiercing. Ganz normal ausgefallene Dinge, die junge Menschen in meinem Alter so machen.

Die Tattoos liebe ich aber ganz besonders, denn ich finde, so kann ich aus meinem relativ nutzlosen Körper eine Leinwand machen und ihn auf meine Art und Weise gestalten. Jedes Tattoo hat eine besondere Bedeutung.

Am Bein habe ich beispielsweise eine Sanduhr, die aus zwei Teilen besteht - oben mit einer Uhr, die meine Geburtszeit anzeigt und unten mit einem Baum, der seine Blätter verloren hat. Es ist ein Symbol für Leben und Tod, geboren werden und sich wieder verabschieden, Anfang und Ende. Ein wichtiges Tattoo ist auch ein Engel, der in gebückter Haltung ausharrt und an seinen Beinen ein Schloss trägt. Dies ist bildlich dargestellt die Depression, die auch den Engel hindert zu fliegen und weiterzugehen.

Marianne hat mir die Frage gestellt, was ich tun würde, wenn ich einen Tag gesund wäre. Oder

wenn eine Fee kommen würde und mich 24 Stunden lang "normal" zaubern würde.
Eine sehr schwere Frage, denn da gäbe es so viele Dinge.
Ich würde gerne wandern gehen, Skateboard fahren, Skifahren, in einem Lokal tanzen und einfach flirten, ohne dass mir der Rollstuhl dabei im Weg ist.
Oder ich wünsche mir, mal ganz alltägliche Dinge zu tun, wie mir selbst einen Kaffee zu machen und zu kochen. Dann würde ich gerne das Zimmer meiner Schwester sehen, das sich im Keller befindet und für mich unerreichbar ist. So großartig wären meine Wünsche eigentlich nicht. Mir fällt noch ein, dass ich gerne wissen würde, wie es ist, mit einem Auto zu fahren, aber wahrscheinlich hätte ich den Mut dazu auch nicht, wenn ich ganz gesund wäre.
Wie ist es, einfach zu springen, laufen, den Gefühlen körperlich freien Lauf zu lassen, beispielsweise auf einen Boxsack einzuschlagen, ohne davon erschlagen zu werden?
Der größte Wunsch jedoch ist so einfach, dass ihn viele nicht erraten können. Ich würde mir so sehr erträumen, dass ich mich einfach selbst im Bett umdrehen kann. Jede Nacht nur am Rücken

liegend zu verbringen und sich nicht bewegen können, verursacht irrsinnige Schmerzen. Ja, das ist mein größtes Begehren, denn das empfinden wir als so normal, dass wir darüber nicht einmal nachdenken, solange wir es können.

Gastkapitel Anke

Meine Sicht der Dinge

Anke – Schwägerin in spe
Beste Freundin
Die, die nicht immer alles versteht

Kennenlernen durfte ich diese wundertolle Person schon sehr früh, auch wenn sie immer wieder beteuert, sich nicht daran erinnern zu können. Nämlich im Kindergarten. Dort erlebte ich Ines als ein quitschvergnügtes kleines Mädchen, das mit ihrem absolut ehrlichen Lächeln alle umhaute. Ein Jahr durften wir miteinander dort verbringen, bevor es dann für mich hieß: ab in die Schule. Von da an riss der Kontakt ab, und wir mussten uns ein paar Jahre ohne einander durchs Leben schlagen. Wiedergetroffen haben wir uns erst viele Jahre später.

Wie es der Zufall so wollte, habe ich mich nämlich in Ines´ großen Bruder verliebt, Stefan. An das erste Zusammentreffen mit der Familie Vasku kann ich mich erinnern, als wäre es erst gestern gewesen. Während ich von den Eltern herzlichst begrüßt wurde, wurde ich von Christina bitterböse angeschaut (Sie hatte damals Angst, ich nehme ihr Ihren großen Bruder „weg“), von Christopher gab’s nur ein kurzes „Hallo“ dann war er wieder weg (Manche Dinge ändern sich halt nie) und von Ines wurde ich mit riesengroßen Augen und einem freudestrahlen angelacht. Vermutlich wussten wir damals schon, dass es der Beginn einer sehr engen Freundschaft ist. Und genau so ist es bis heute geblieben. In diesen fast 10 Jahren, in denen ich nun schon in dieser Familie bin, haben Ines und ich viel zusammen erlebt.

Viel im Sinne von:

Lange Tratschsessions in der damaligen Bauernstube mit Kaffee, Zigaretten, dem Telefonbuch und der Einbildung man kann aus jedem Namen etwas Witziges gestalten (Hat übrigens tatsächlich funktioniert).

Die Trauer, als herauskam, dass Ines an Depressionen leidet.

Kurze Badevergnügen im Amstettner Hallenbad, weil Madame dann irgendwie doch keine Lust mehr hatte.

Von den einigen wenigen Krankenhausbesuchen und Arztterminen die ich mit Ines schon absolviert habe. (und irgendwie war´s trotzdem lustig, auch wenn´s das Krankenhaus war)
Von Geburtstagsfeiern im Keller meiner Eltern, wo der Hinweis „Wer kotzen kann, kann auch putzen“ das geringste Problem war, über Männliche Freunde die irgendwie (Sorry Ines) nie in meiner Gunst gestanden haben.
Und die Hilflosigkeit als die niederschmetternde Diagnose Multiple Sklerose das Leben von Ines, Ihren Eltern, Ihrer Familie und auch das meine verändert hat.
Ich habe Ines vor vielen Jahren als eine herzliche, frohe, liebenswerte und das Leben liebende Person kennengelernt. Sie hat Dinge, für die andere kein Problem waren, aber für sie Meilensteine waren, mit Willen, Durchsetzungsvermögen und einer Begeisterung gemeistert, von denen sich andere eine Scheibe abschneiden könnten.
Aber etwas änderte sich. Drastisch. Schnell. Unvorhergesehen.

Ich kann mich noch gut daran erinnern, als ich Ines wieder einmal im Krankenhaus besucht habe. Sie war sechzehn Jahre alt damals. Als sie im Krankenhausbett lag, und mir zu erklären versuchte, das sie Depressionen habe. Und mein Unverständnis im ersten Moment, das eine solche Person wie sie, sowas überhaupt haben könnte. Sie war doch so Jung, so mutig, und so fröhlich. Ich konnte es mir nicht vorstellen. Meine erste Reaktion war: Das kann nicht sein, das ist nur eine Phase. Erst viele Jahre später habe ich nur in kleinsten Teilen verstanden, was es heißt, depressiv zu sein, oder wie man auch nur im Ansatz damit umgehen sollte.
Leider hat sich durch die Depression, die Medikamente dagegen (oder dafür, wie man's nimmt) auch Ines verändert. Sie war nicht mehr nur das fröhliche Mädchen, das ich vor ein paar Jahren kennengelernt habe. Sie war zu einer jungen Frau herangewachsen, die versuchte irgendwie mit ihrer Depression und vor allem mit so manchen Menschen klarzukommen, die es nicht verstanden haben, wie aus einer so jungen, einst sehr fröhlichen Person, ein höchst

Depressiver Mensch mit Selbstmordgedanken geworden ist.
Viele Stunden haben wir zusammen verbracht, in denen wir tiefgründige Grundsatzdiskussionen geführt haben, in denen sie mir irgendwie versucht hat, das näher zu bringen, was gerade in ihr vorgeht. (ich glaube nicht, dass ich es immer zu hundert Prozent verstanden habe, was sie mir sagen wollte)
Und ich habe sie auch vor vielen anderen Menschen verteidigt und ihnen versucht zu erklären, warum sie so ist, wie sie ist. (Ganz schön schwierig, wenn man selbst keinen Plan hat, wovon man spricht)
Den teilweise sehr schwarzen Humor hat sie dennoch auch in diesen Phasen nicht verloren. Bei Aufenthalten in Mauer/Amstetten waren Sätze nach Heulattacken, gefolgt von Lachattacken, wie: „Wir sind in der Psychiatrie, wir dürfen heulend in der Ecke sitzen." an der Tagesordnung.
Alles in allem habe auch ich manchmal meine liebe Not damit gehabt, zu verstehen wie es in ihr aussieht, warum sie so denkt wie sie denkt.

Oder warum es ihr so schlecht ging, wenn doch eigentlich etwas Gutes passierte. Ich musste mir oft in Gedanken rufen, dass sie krank war. Das dieses Etwas das sie unbegründet traurig machte, tatsächlich eine Krankheit war. Dass sie nichts dafür konnte. Erst mit der Zeit lernte ich, nicht nachzufragen, warum es so ist, sondern sie in den schweren Stunden einfach in die Arme zu nehmen und sie zu trösten versuchen. (Ich weiß übrigens bis heute nicht, ob das jemals geholfen hat)

Und als wir allesamt irgendwie mit ihren Stimmungsschwankungen, Heulattacken und vielen Besuchen in den Psychiatrischen Kliniken klarkamen, kam die nächste Hiobsbotschaft daher: Multiple Sklerose.

Da ich einen medizinischen Beruf erlernt habe, konnte ich mir ungefähr ausmalen, was auf sie zukommen würde. Was dann wirklich, und über Jahre hinweg geschah, konnte ich mir zu dem Zeitpunkt nicht vorstellen.

Es folgten noch mehr Arztbesuche, Krankenhausaufenthalte und noch mehr Heulattacken. Was in diesem Menschen vorging, der das alles zu bewältigen versuchte, konnte ich und kann ich bis heute nicht verstehen. Ich muss mir immer wieder vorstellen (und nein, ich schaff es nicht) wie es ist, ein Leben zu führen, in der man die Kombination Spasmus, schwerste Depressionen und Multiple Sklerose, bewältigen muss. Und wie schlimm es sich anfühlen muss, plötzlich von anderen Menschen abhängig zu sein. Wie unfassbar grausig es sich anfühlen muss, von verschiedenen Menschen trotzdem gesagt zu bekommen, wie gut es einem doch ginge. Aber sind wir mal ehrlich, jeder andere (mich eingeschlossen) hätte in Ihrer Situation schon lange aufgegeben. Ihr Leben ist geprägt, von Krankheit, Abhängigkeit von Eltern und Medikamenten und Krankenhausaufenthalten.

Trotzdem bin ich für meinen Teil froh, diesen wunderbaren Menschen in meinem Leben zu haben. Es war nicht immer einfach für mich, alles zu verstehen und damit richtig umzugehen. Aber ich habe durch sie verstehen gelernt, wie froh man sein muss, dass man zwei gesunde Beine, zwei gesunde Arme und ein funktionierendes Immunsystem hat.

Gastkapitel von Dr. Christoph Thoma

Es klopft. Gleich werden wieder verzweifelte Eltern den Therapieraum betreten und mir in den blumigsten Bildern die Wutanfälle ihres pubertierenden Kindes schildern. Ihre Verzweiflung, ihre Angst, ihre Schuldgefühle und ihre Ohnmacht. Berichte ihres eigenen Versagens als Erziehende ihres schwerstbehinderten Kindes. Vom jahrelangen Mitleid und dem daraus resultierenden Missverständnis, eine Benachteiligung durch das Schicksal durch Aussparen von Erziehung und Führung ausgleichen zu wollen. Und ich werde durch mehrere Gespräche die Eltern ermutigen und somit dazu beitragen müssen, dass dieser Irrtum künftig korrigiert wird. Das ist mein Job, denn schließlich arbeite ich seit einiger Zeit als Familientherapeut im Förderzentrum St.Leonhard/Forst.

Doch diesmal dauert es etwas länger, bis die Türe umständlich geöffnet wird und ein kleines, ca. elfjähriges Mädchen mit ihren Eltern den Raum betritt. Oder besser gesagt: die Eltern betreten, sie befährt ihn in ihrem Rollstuhl. Und alles ist anders als gedacht: das Kind ist extrem nett, gut erzogen, keine Spur von „Zombie auf Rädern“, die Eltern keine Spur von verzweifelt. Aber sie sind besorgt: Ines, so heißt das Mädchen, steht eine schwere, nicht ungefährliche Operation bevor. Ob sie da wohl therapeutische Unterstützung bekommen könne?

Die Arbeit mit ihr und ihren Eltern macht Spaß, der therapeutische Beziehungsaufbau ist „leicht“. Wie ich erfahre, hat sie in ihrem kurzen Leben schon viele schlimme Dinge überstanden. Wie sie das ausgehalten, wie sie das geschafft hat? Die bisherigen, überwundenen Stolpersteine werden so zu Ressourcen für künftige schwierige Situationen, auch für die bevorstehende OP.

In den folgenden Wochen lerne ich Ines immer besser kennen – und sie mich. Sie ist extrem kooperativ und macht mir das Arbeiten leicht und schwer gleichzeitig.

Leicht, weil sie mich scheinbar testet, wie viel an Leidensgeschichte und Leid sie mir jeweils zumuten kann und weil sehr bald in mir das Gefühl auftaucht, dass sie zu viel Rücksicht auf mich nimmt; therapeutische Erfolge, die sich einstellen, scheinen vorerst damit zusammenzuhängen, dass sie ihr Gegenüber einfach nicht enttäuschen will. Ein Eindruck, der sich jahrelang bei mir hält und der sich später auch bestätigt. Jemanden nicht enttäuschen zu wollen kann eine tolle Motivation sein, aber auch eine schwere Last, speziell in einer Entwicklungsphase, in der Rebellion angesagt ist und in der man die Gefühle seiner Mitmenschen als nicht so zentral erachten sollte: der Pubertät.

Schwer ist es für mich, dass mein Mitgefühl nicht in Mitleid umschlägt angesichts der vielen Schläge, die ihr das Leben verpasst. „Mitleid nein, Mitgefühl ja, sonst wirst du handlungsunfähig und wenig hilfreich!“, sagt eine alte Therapeutenweisheit. Ines lehrt mich, dass dieser Satz nicht immer stimmt: in vielen

Gesprächen, wenn es um neue medizinische Diagnosen geht, um neue Einschränkungen und Belastungen, mit denen man sich abfinden (lernen) muss. In Momenten, wo klar wird, dass wieder ein kleines Stück Gesundheit und Lebensqualität endgültig verschwunden ist und man dies aushalten muss, kann ein mitleidendes therapeutisches Gegenüber eine große Erleichterung im Zulassen der eigenen Gefühle und im Akzeptieren der Realität sein.

Die Therapie mit Ines lehrt mich, Dinge, die mich selbst zwar nicht betreffen, deren Thematik ich mich aber nicht entziehen kann (weil Ines‘ Schilderungen stets die Frage „Und was wäre, wenn es mich selbst betreffen würde?“ aufwerfen), besser auszuhalten. Ines lernte im Laufe der Zeit, ihrem Gegenüber mehr an Emotionalität zuzumuten. Das ist sicherlich nicht einfach für ihre Angehörigen, aber es ist Teil des Zusammenlebens von Menschen und eigentlich ein großes Zutrauen, dass das Familiensystem stark genug ist, emotionale Krisen zu meistern.

Und Krisen gab und gibt es im Hause Vasku zuhauf. Wenn ein Familienmitglied derartig in seiner Gesundheit und in seinem Handeln eingeschränkt ist, hat das natürlich auch massive Auswirkungen auf alle anderen: ihre Geschwister werden zu sogenannten „Schattenkindern“, müssen auf viel verzichten und früh tolerieren lernen, zugunsten einer Bedürftigeren zurückzustecken, müssen sich mit Gefühlen von Eifersucht, Neid und Ärger herumschlagen sowie eventuell mit daraus resultierenden Schuldgefühlen. Wie ist man Bruder/Schwester zu einer Schwerbehinderten? Was muss man da, was nicht? Müssen Geschwister einander mögen, einander unterstützen? Darf man sich von seiner Rolle, die man sich ja nicht ausgesucht hat, abgrenzen, sich verweigern?

Und was müssen Eltern in so einer Situation? Was nicht? Müssen sie immer “müssen“, oder dürfen sie das Elternsein einmal gehen lassen und an sich und ihre eigenen Bedürfnisse denken? Wie macht man das?

Das Leben der Vaskus ist ein Leben voller Entscheidungen. Das bedeutet eine große Verantwortung. Das Merkmal von Entscheidungen ist ja, dass sie die Möglichkeit des Irrtums in sich tragen. Was, wenn man sich irrt? Die Auswirkungen könnten massiv sein…

Die Ärzte hatten den Vaskus schon sehr bald prophezeit, dass Ines nie gehen würde können. Sollten ihnen die Eltern vertrauen und durch gezielte Förderung das Unmögliche gar nicht versuchen? Was, wenn sich die Mediziner irrten? Andererseits: Förderung durch unzählige Therapiemaßnahmen ist extrem zeit-, geld- und energieaufwändig und bedeutet bis zu einem gewissen Grad auch Verzicht auf „Normales“ - während andere Kinder spielten, musste Ines trainieren. Ausgang: ungewiss. Was, wenn sich diese Anstrengungen nicht lohnten? Wenn alles umsonst gewesen wäre? Wie mit dieser Enttäuschung umgehen?
Ines lernte gehen.
Jahre später (ich hatte zwischenzeitlich meine eigene Praxis in Amstetten eröffnet) stapfte sie

– ungelenk, aber doch – für einige Zeit selbständig in den Therapieraum, ehe eine neue Diagnose („Multiple Sklerose“) das mühsam Errungene langsam wieder zunichte machte. Da meine Praxis nicht behindertengerecht ist (mehrere Stufen im Eingangsbereich, danach ein enger, verwinkelter Gang), stellten die wenigen Meter sehr bald ein schier unüberwindbares Hindernis dar. Die jahrelange therapeutische Betreuung, die immer mehr den Charakter einer Begleitung angenommen hatte, drohte aufgrund der baulichen Umstände ein abruptes Ende zu nehmen. Die Lösung, die ein Weiterarbeiten erlaubte, war sehr einfach: ein alter Jugendrollstuhl wurde in meiner Praxis zwischengeparkt. Wenn Ines nun zu mir kommt, überwindet sie zuerst mühevoll die Stiegen, lässt sich dann in den bereitgestellten Rolli nieder und wird von ihrem Vater in den Therapieraum geschoben. Da sitzt sie meist mit hängendem Kopf, die Haare ins Gesicht fallend, den Harnbeutel am Schoß, und wir beginnen, über sie und das Leben zu reden. Fixierte Therapietermine müssen zwar – wegen spontan

notwendig gewordenen Krankenhausaufenthalten – immer wieder verschoben werden. Aber wir lassen uns davon nicht unterkriegen – und das schon mehr als das halbe Leben von Ines lang!
Was genau wir unseren Sitzungen besprechen, kann ich natürlich aufgrund meiner psychotherapeutischen Verschwiegenheitspflicht nicht mitteilen. Nur so viel: Ines ist (auch) eine völlig normale junge Dame mit völlig normalen Wünschen, Träumen und Bedürfnissen, jedoch in einer stets permanent schwierigen Situation. Es ist ein stetes Ringen um Sinn, Perspektive und Autonomie, ein Ausloten und Abwägen von Möglichkeiten und Einschränkungen. Sie muss sich mit Themen auseinandersetzen, die für (gesunde) Gleichaltrige keinen Gedanken wert sind, muss Bedrohungen meistern und täglich um Motivation ringen.

Es ist auch ein Leben von „Anderssein“ und „ungewisserer Zukunft“ als beim Normalsterblichen.

Ein Arzt hatte sich einmal auf Ines Drängen hin zur Prognose hinreißen lassen, Ines würde aufgrund ihrer Erkrankung(en) nicht alt werden. Ich hoffe inständig, dass die Medizin sich auch diesmal irrt!

Christoph Thoma, Psychotherapeut

Gastkapitel Mag. Kerstin Peer
Gedanken zu Ines

Gleich-be-RECHT-igung, Barriere-FREIHEIT. Schöne Worte. Zu oft sind es leider nur Worte.

Der Umgang mit Menschen mit Behinderungen oder Erkrankungen ist in unserer Gesellschaft (noch) immer defizitär. Es sind nicht nur die äußeren Umstände, die das Leben so viel herausfordernder machen, sondern auch das Verhalten von uns Menschen gegenüber jenen, die „anders“ sind. Ich kenne Ines erst seit dem Jahr 2014, also habe ich nur einen äußerst kleinen Bruchteil ihres Lebens – und diesen nur am Rande - mitbekommen. Diese Zeit ist geprägt von den rezidivierenden depressiven Episoden, die meist sehr schwer sind, der Multiplen Sklerose mit häufig auftretenden Schüben und genauso ängstigenden und beeinträchtigenden Pseudoschüben, einem zunehmenden Verlust der Mobilität und der eigenen Versorgung und der großen Sorge, wie es weitergeht.

Unsere Gespräche waren von Anfang an besonders.
Ines ist eine intelligente und kluge, witzige, feinfühlige und sehr tiefsinnige, junge Frau. Unsere Gespräche sind offen und ehrlich, Ines findet zu den meisten Themen sehr klare und direkte Worte, sie ist eine tolle „Laienpsychologin“ und hat ein riesiges, profundes Wissen über psychische und körperliche Erkrankungen. Ebenso ist ihre Kenntnis über Medikamente derart groß, dass die Vermutung nahe liegt, sie habe heimlich Pharmazie studiert. Ganz zu schweigen von ihrem Know how in Bezug auf neue Medien und ihrer hohen Kreativität. Kurzum, wir finden immer genügend Themen für unsere Gespräche und wir genießen es auch, einfach einmal „belanglos“ zu plaudern. Sind die Themen auch schwer und drückend, so sind es Ines` Wortwitz, ihr Zynismus und ihr Sinn für (sogar meinen) Humor, die für - zumindest kurzfristige – Erleichterung oder Aufheiterung sorgen. Und das tut gut. Vieles können wir nicht sofort verändern oder „gut reden“, da hilft es - uns

beiden – dass es (trotz allem oder allem zum Trotz) zu unseren Gesprächen dazugehört, dass es uns mal vor lauter Lachen so richtig schüttelt.
Mit welchen Herausforderungen Ines tagtäglich konfrontiert ist, ist für den Leser des Buches bestimmt schon klar. Die Depression ist derzeit die wohl stärkste Fessel auf der Suche nach dem Sinn für das Weitermachen, Weiterkämpfen, Weiterleben. Ines hat Träume und Ziele, oft sind die Hürden und Anstrengungen unüberwindbar groß. Mit dem Buchprojekt hat Ines einen großen Wunsch realisiert. Dies geschafft zu haben, möge Ines für weitere Lebensprojekte Mut machen.
Vorurteilsfrei auf jemanden zugehen. Ja, das ist immer einen Versuch wert und öffnet unbekannte Türen zu neuen menschlichen Erfahrungen. Eine therapeutische Beziehung ist keine einseitige – einen Menschen auf seinem Weg zu begleiten, macht das Leben reicher.
Ich bin zutiefst dankbar für unsere Begegnung.

Ja ich lebe noch

Du bist auf den letzten Seiten meiner Geschichte angekommen, doch eigentlich könnte ich noch viel mehr erzählen. Ich bin sehr stolz, dass ich mit Marianne dieses Buch zusammen geschafft habe.
Für mich war es eine große Überwindung, meine Geschichte einfach so einer Fremden zu erzählen. Gerade weil ich mich an so vieles nicht erinnern konnte, denn mit der intensiven Beschäftigung sind einige Erinnerungen zurückgekehrt. Es gibt mehrere Kapitel, die ich nur mit Tränen in den Augen lesen kann, so weh tun die Gedanken an Vergangenes. Aber es hat gesamt gesehen irrsinnig viel Spaß gemacht, an diesem Buch zu arbeiten.
Wir haben vier Monate intensiv daran gearbeitet und mit dieser Zusammenarbeit habe ich mich mir selbst näher gebracht, als es mit vielen Gesprächen und Therapien in Mauer möglich gewesen wäre.
Eine Freundin hat mich gefragt, was denn in diesem Buch die positive Botschaft sein soll und ich finde sie immer wieder aufs Neue. Hast du sie auch entdeckt? Schon der Titel beginnt positiv mit "Und ich lebe noch!"

Ich habe alles, was bis jetzt auf mich zugekommen ist, mit Höhen oder Tiefen und Prognosen, die mir ganz schlechte Chancen gelassen haben, überlebt und so gut es ging gemeistert. Ich habe Fehler gemacht, die menschlich sind, Erfahrungen, die mich an meine Grenzen gebracht haben, aber es ging bis jetzt immer wieder weiter. Natürlich weiß ich nicht, was noch kommen wird, doch ich weiß, dass ich bis zu dem Tag an dem ich sterben werde, versuche zu leben. Und leben will ich mit all meinen Sinnen, ich will um jeden Preis weiter lernen und Herausforderungen annehmen. Viele Dinge, die ich jetzt schon mitgemacht habe, werden normale Menschen nie erfahren und ertragen müssen. Trotz dieser Umstände kann ich behaupten, dass ich sehr vieles an meinem Leben positiv finde. Würde ich nun morgen von dieser Welt gehen oder sogar 100 Jahre alt werden, so durchwachsen mein Leben auch ist, ich werde alles überstehen, auch wenn ich die Depression nicht vollständig bekämpfen kann.
Ja ich lebe noch und das ist gut, so denke ich gerade auch in den letzten Wochen. Das Buch macht mich so stolz, denn es ist eine persönliche Leistung von mir. Eine meiner größten Leistungen in meinem Leben.

Dieses letzte Kapitel ist nicht nur der Schluss, sondern auch ein Dankeschön an die Frau, die mir all dies wirklich möglich gemacht hat. Marianne, du bist für mich die wahre Autorin. Du hast meine Geschichte so toll verpackt und ebenso verstanden, wie es nicht viele Menschen tun und können. Du bist der einzige Mensch, der jetzt wirklich alles über mich weiß und hast meine Biographie so erzählt, wie ich sie wirklich erlebt habe. Diese Danksagung könnte ewig weitergehen, doch sie würde nicht reichen.
Selbst das Buch könnte noch viel umfangreicher gestaltet werden, doch ich habe alle wichtigen Aspekte beleuchtet und mal ausführlicher, mal zurückhaltender geschildert. Auch wenn manche Erzählungen unglaublich klingen, genauso habe ich es erlebt, durchlebt und lebe immer noch damit.
Es ist nicht mein Ziel Mitleid zu erregen, denn ich bin überzeugt, dass es Menschen gibt, denen es noch viel schlechter geht.
Geschrieben habe ich deshalb mit Marianne, um meiner wundervollen Familie zu danken, die mir ein Dach über dem Kopf gibt und um gegen Vorurteile gegen Menschen mit besonderen Bedürfnissen anzukämpfen.
Gewiss werden einige Passagen als Abrechnung

aufgefasst werden, mit Menschen, die mir mein Leben sehr schwer gemacht haben und machen. Doch ich musste dies für mich aufarbeiten, weil die Geister und Schatten der Vergangenheit vertrieben gehören.
Ich hoffe, wir haben es geschafft, dich durch meine Augen sehen zu lassen.

Ich bin zwar manchmal schwierig, aber nicht komplizierter als jede andere Frau. Man kann schon behaupten, dass ich nett und ehrlich bin. Es gibt bestimmt Menschen, die mich nicht mögen, doch das ist ihr gutes Recht, denn nicht jedermann kann einem sympathisch sein.
Wichtig ist es sich selbst zu akzeptieren und auch nach diesem Buch fällt mir das noch immer schwer. Ich lerne weiter und damit sollte niemals aufgehört werden. Leben und leben lassen, denn ich habe gelebt und ich lebe noch!

Einer muss das letzte Wort haben – Marianne Honl

Als ich begonnen habe, mit Ines das Buch zu schreiben, war die wohl häufigste Frage meiner Freunde und Familie: "Wie bist du denn dazu gekommen?" Ja, wie bin ich dazu gekommen?
Im Prinzip war es ein sehr großer Zufall, dass Ines und ich einander gefunden haben. In einem sozialen Netzwerk habe ich einen geteilten Beitrag gelesen, mittels dem sie einen Aufruf gestartet hatte. Sie schilderte ihren Plan und großen Traum und stand offen zu ihrer Rechtschreibschwäche. Von Anfang an war ich von dieser Idee begeistert, denn ich selbst habe mich immer gerne mit Texten befasst. In jungen Jahren begann ich deshalb sogar ein Germanistikstudium, welches ich aber nicht abschließen konnte, da das Leben für mich eine große Überraschung parat gehalten hatte.
Mein ganz besonderes Überraschungspaket heißt Tobias, ist heute zwölf Jahre alt und mein ganzer Stolz. Ich habe diese Entscheidung keine Sekunde bereut, doch die Liebe zum Schreiben ging nie ganz verloren. So sah ich auch für mich eine Chance in diesem Projekt und ich meldete

mich sofort bei Ines. Schon beim ersten Treffen stand fest: Wir ziehen das gemeinsam durch!
Wir hatten sofort einen guten Draht zueinander, die Chemie passte einfach und wir konnten auf Anhieb miteinander lachen. Ines beeindruckte mich von Anfang an, denn sie ist eine so intelligente junge Frau, die genau weiß was sie tut und sagt und vor allem, was sie will. Ich war so froh, diesen Schritt getan zu haben, denn ich wusste einfach, dass es funktionieren würde, wir ergänzten uns perfekt. Sogar ihre Eltern haben es als selbstverständlich angesehen, dass ich bei ihnen aus und ein gehe, als würde ich dies schon jahrelang tun.
Als wir bereits ein paar Kapitel fertig hatten, ließ ich meine Freundin daraus lesen. Sie war teils so ergriffen von den Texten, dass sie weinend las und andererseits wieder herzlich lachen musste über die Ironie, die wir versuchten einzubauen. Da wusste ich, dass wir uns auf dem richtigen Weg befanden.
Dieser Weg war bestimmt nicht einfach und oft eine sehr große Herausforderung für mich. Ich arbeite Vollzeit, habe ein fußballspielendes Kind, das immer einen Chauffeur braucht, einen Partner, der mich fast gar nicht mehr zu Gesicht bekommen hat und Familie und Freunde, denen

ich ständig in den Ohren lag. Doch ich schöpfte immer wieder Kraft aus genau diesem Buch, denn Ines hat mir, ohne es zu wissen, viel beigebracht. Die kleinen Dinge zählen, jammern ist für Waschlappen und aufgeben kommt nicht in Frage. Das kam tatsächlich nicht in Frage, denn ich war schnell genauso besessen von dem Projekt wie sie. Wenn einer von uns Beiden schwächelte, dann kam der jeweils Andere und teilte einen kräftigen Tritt in den Allerwertesten aus.
Unser allererstes Treffen war am 21.07. dieses Jahres, heute schreiben wir den 25.10. und ich verfasse soeben das letzte Kapitel. Wir haben unser Buch in drei Monaten geschrieben, ständig den Fuß am Gaspedal. Das hat natürlich einen Grund, denn Ines hat sich so sehr gewünscht, dass das Buch noch vor Weihnachten fertig wird. Naja, was solls, irgendwie kann ich ihr nichts abschlagen und der Reiz, dies zu schaffen, war absolut da.
Wir haben beide viel gelernt dabei, haben unsere Grenzen ausgetestet, viel gelacht, haben uns gegenseitig mit Ideen übertroffen, Kaffee getrunken und geraucht, unsere Nerven strapaziert und das Schönste ist, dass wir beide daran gewachsen sind.

Ich dachte immer, ich weiß, was es bedeutet stark zu sein und stark sein zu müssen, doch Ines hat eine Stärke in sich, die für uns unvorstellbar ist. Manchmal, wenn sie mir Anekdoten und Erlebnisse via Skype erzählt hat und ich mir nebenbei Notizen machte, um diese dann in einen Text zu verwandeln, hatte ich einen schweren Stein am Herzen. Zu hören, wie grausam manche Menschen agieren und wie rücksichtslos Menschen mit Behinderung behandelt werden, erschütterte mich zutiefst und machte mich zudem sprachlos.

Wir haben in unserer Gesellschaft wahrlich noch einen weiten Weg vor uns und irgendwie habe ich das Gefühl, dass dieser nie enden wird.

Gleichzeitig schäme ich mich für die gesunden Menschen, denn wie oft werden unachtsame Aussagen wie "Bist du behindert?" oder dergleichen in alltäglichen Situationen fallen gelassen.

Wir alle kennen solche Momente, doch die wenigsten reagieren angemessen darauf.

Für mich selbst haben sich einige meiner persönlichen Probleme in Luft aufgelöst, denn verglichen mit dem täglichen Kampf, den Ines zu meistern hat, sind diese eher als Zeitvertreib anzusehen.

Mir ist bewusst, dass man unsere beiden Leben kaum vergleichen kann, denn ich bin bestimmt gesegnet mit dem was ich habe und bereits erleben durfte und noch darf. Umso mehr bewundere ich ihre Willenskraft, niemals aufzugeben und ich habe Momente mit ihr erlebt, in denen ich verstehen würde, wenn sie es täte.
Sie denkt immer zuerst an alle anderen, entschuldigt sich für jede Kleinigkeit und ist bedacht darauf, dass es ihren Mitmenschen gut geht.
Umso mehr hat mich die Tatsache berührt, wie viele Außenstehende uns helfen wollten, das Projekt umzusetzen. Eine Idee war geboren und viele Hände boten sich an, Kontakte wurden geknüpft, Ratschläge und Tipps gegeben, Veranstaltungen erstellt, liebe Worte und Aufmunterungen ausgesprochen und Aktionen gestartet.
Wenn man will kann man alles schaffen, man muss sich nicht von einem Klotz am Bein bremsen lassen.
Liebe Ines, ich hoffe ich kann dich noch oft zum Lachen bringen, denn zwischendurch waren dies stets die besten Momente, die ich mit dir erlebt

habe! Und genau diese haben mich am meisten motiviert!
Ich habe des Öfteren während unserer Schreibphase ein Lied von Sarah Connor im Ohr gehabt und es drückt genau meine Gedanken aus:

(...)
Doch wenn du lachst, kann ich es sehn,
Ich seh dich mit all deinen Farben
und deinen Narben,
hinter den Mauern.
JA ich seh dich.
Lass dir nichts sagen,
nein lass dir nicht sagen.
Weißt du denn garnicht,
wie schön du bist?
(...)

Autoren Profile

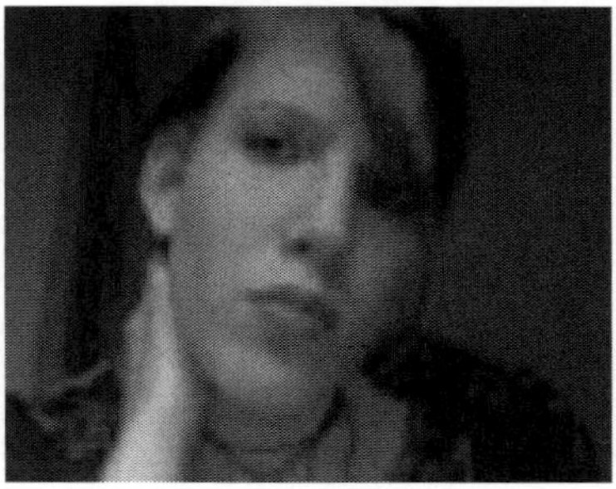

Ines Vasku

geboren 1991 als dritter Teil von Drillingen
Wohnhaft in Loosdorf, Österreich
Familienstand: ledig, keine Kinder
Warum ich dieses Buch schreibe: Um mir eine Ausbildung zur Webdesignerin finanzieren zu können
Ausbildungsstand: PHS Melk + polytechnisches Jahr in Loosdorf
Letzte Arbeitsstelle: Praktikum bei ARDEX in Loosdorf
Lebensmotto: „Normal kann jeder!“
Interessensgebiete: Schreiben, Musik, Lesen, Hörbücher u. v. m.
Träume: Veröffentlichung meines Buches, Veröffentlichung meiner Songtexte
Erkrankungen: spastische Tetraparese, Burnout, Depression, Multiple Sklerose

Marianne Honl

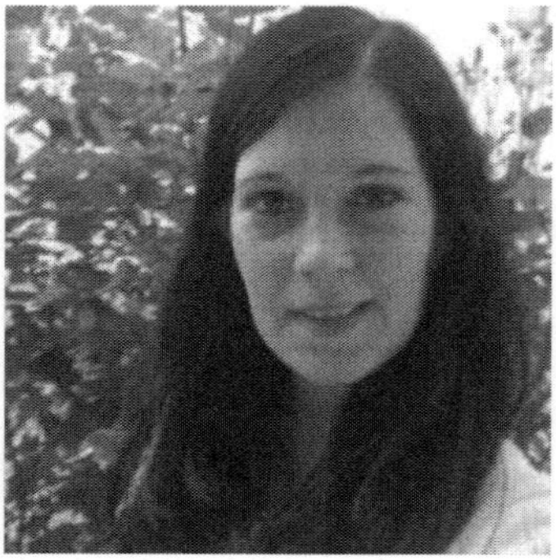

geboren 1983, Dritte von 5 Geschwistern
Wohnhaft in Sitzenberg-Reidling, geboren in Loosdorf
Familienstand: in einer Lebensgemeinschaft, Mutter eines 12-jährigen Sohnes, der mein ganzer Stolz ist
Warum ich mit Ines schreibe: in erster Linie, weil es eine tolle Herausforderung ist und ich ihr gerne bei ihrem großen Traum helfen möchte
Hobbies: reisen, Gartenarbeit, lesen und natürlich schreiben
Lebensmotto: Aus allem das Beste machen!
Träume: Da gibt es viele, für mein Leben wünsche ich mir nur, dass es lange dauert und ich mich irgendwann zufrieden verabschiede.

Danksagung

Es gibt viele Menschen die bei meinem Projekt mitgewirkt haben und die mich mein ganzes Leben lang unterstützt haben. Bei diesen Menschen möchte ich mich hier ganz speziell bedanken.

Allen voran

Bei meinen Eltern, denn ohne euch würde es mich nicht geben. Ich kann mich immer auf euch verlassen, wenn ich euch brauche.

Bei meiner besten Freundin Anke, auf dich kann ich immer zählen, wenn es drauf ankommt. Auch dafür das du das Korrekturlesen für mein Buch übernommen hast. Du bist die Beste.

Bei meinen Geschwistern, denn ihr habt es nie leicht gehabt mit mir, und trotzdem steht ihr zu mir, so wie ich bin.

Bei meinen Großeltern, ihr habt mich mein ganzes Leben unterstützt, auch wenn ihr mich nicht immer verstanden habt.

Bei meinem Psychotherapeuten Dr. Christoph Thoma, du begleitest mich schon so lange in meinem Leben, du hast mich ermutigt meinen Traum vom Buch zu verwirklichen und hast mich sogar mit einem Kapitel unterstützt. Ohne dich würde es mich schon lange nicht mehr geben.

Bei meiner Psychologin Mag. Kerstin Peer, du bringst mich bei meinen vielen Therapiestunden zum Lachen, zum Nachdenken, zum Weinen, aber vor allem hast du mich aufgefangen, wenn ich dachte, es geht nicht mehr. Auch für die Unterstützung mit einem Kapitel in meinem Buch.

Beim gesamten Team der Palliativ Care in Scheibbs, euch Ärzten und Pfleger habe ich es zu verdanken, dass ich mich immer, wenn ich wieder mal bei euch bin, mich sehr herzlich willkommen fühle. Auch wenn ich noch so oft mit meinen Problemen – körperlich oder psychisch – zu euch komme, ihr habt immer ein großes Verständnis für mich.

Bei meiner Freundin Anna Lu, du hast mich bei meinem Buchstart unterstützt und das Vorwort für mich geschrieben.

Und natürlich bei meiner Schreiberin Marianne Honl, ohne dich wäre dieses Projekt niemals im Leben möglich gewesen. Durch deinen hundertprozentigen Einsatz beim Schreiben, deine Umformulierungen und für alles was du sonst noch für mich und das Buch getan hast, konnte ich meinen Traum vom eigenen Buch verwirklichen.
Du bist ein WUNDERVOLLER Mensch – bitte bleib ganz genau so, wie du jetzt bist!

Bei den guten Freunden von Marianne, Poldi und Peter, Ihr habt für uns die gesamte Organisation für die Lesung in der Villa übernommen und die Kontaktherstellung zu Veronika Polly möglich gemacht. Ihr zwei legt ein so unglaubliches Engagement für dieses

Projekt an den Tag. Die Welt bräuchte viel mehr Menschen wie euch.

Bei Doris Knöbel und Martin Rafferseder, Ihr habt uns für unsere Lesung eure Villa zur Verfügung gestellt, mitorganisiert und tatkräftig unterstützt. Es gibt wenige Menschen, die so selbstlos handeln wie ihr.

Bei Veronika Polly, für deine tolle Lesung in der Villa und für das Möglichmachen der Radiosendung „Starke Frauen".

Bei DSA Karin Honl, du hast für das Projekt einen Verein gegründet, Veranstaltungen und Termine organisiert, Kontakte spielen lassen und viel frischen Wind in unser Vorhaben gebracht.

Und natürlich bei all meinen Freunde die ich nicht namentlich aufgezählt habe, ihr wisst hoffentlich dass ihr gemeint seid! Für eure Hilfe, Freundschaft, Unterstützung, Gespräche, Rettungsringe und Boote die ihr mir zugeworfen habt. Ohne euch wär ich nicht da, wo ich jetzt bin.

Lexikon

Hier findet ihr alle im Buch vorkommenden Krankheitsbegriffe und die Definition dazu einfach erklärt. Bezugsquelle Google und Wikipedia

Übersicht

1. Autoimmunerkrankungen:

Autoimmunerkrankung ist in der Medizin ein Überbegriff für Krankheiten, deren Ursache eine überschießende Reaktion des Immunsystems gegen körpereigenes Gewebe ist. Irrtümlicherweise erkennt das Immunsystem körpereigenes Gewebe als zu bekämpfenden Fremdkörper. Dadurch kommt es zu schweren Entzündungsreaktionen, die zu Schäden an den betroffenen Organen führen.

1.1. Definition

Das Immunsystem ist für die Erkennung und Abwehr von Fremdstoffen, Mikroorganismen und Viren verantwortlich; eine wichtige Rolle spielen T-Zellen, die im Thymus „geschult“ werden, an die eigenen MHC-Moleküle anzudocken und dabei körpereigene Strukturen zu tolerieren.

Dieser Prozess wird als „klonale Deletion“ bezeichnet; bei der positiven Selektion im Thymus überleben nur diejenigen T-Zellen, die MHC-Moleküle auf den körpereigenen Zellmembranen erkennen können. T-Zellen, die eigene MHC-Moleküle gar nicht binden (also erkennen) können, werden eliminiert. Bei der ebenfalls im Thymus stattfindenden negativen Selektion werden danach diejenigen T-Zellen eliminiert, die körpereigene MHC-Moleküle derart fest binden können, dass sie aktiviert werden – was letztlich zur Zerstörung körpereigener Zellen führen würde.

Diese zentrale Immuntoleranz ist eine derjenigen Maßnahmen, die das Immunsystem ergreift, um „sich selbst“ zu schonen und „Fremdes“ bekämpfen zu können.

Bei Autoimmunkrankheiten verhält sich eine Gruppe der T-Zellen abweichend. Zellen des Immunsystems erkennen nun die körpereigenen Strukturen als fremd. Das Immunsystem richtet seine Abwehr (zelluläre wie auch humorale Abwehrreaktionen; Autoantikörper werden gebildet) gegen die körpereigenen Gewebe, während Reparatur-Mechanismen des Körpers nach Möglichkeit versuchen, die geschädigten Organteile zu erneuern. Dieser irrtümliche Angriff des Abwehrsystems setzt sich ohne Behandlung in der Regel lebenslang oder bis zur vollständigen Zerstörung der Zielstruktur fort.

1.2 T-Zellen

T-Lymphozyten oder kurz T-Zellen bilden eine Gruppe von weißen Blutzellen, die der Immunabwehr dient. T-Lymphozyten stellen gemeinsam mit den B-Lymphozyten die erworbene (adaptive) Immunantwort. Das *T* im Namen steht für den Thymus, in dem die Zellen ausreifen.

Wie alle Blutzellen werden T-Zellen im Knochenmark erzeugt. Von dort wandern sie in den Thymus, wo MHC-Rezeptoren auf ihrer Oberfläche ausgebildet werden. Durch eine negative Selektion werden all diejenigen ausgemustert, die auf körpereigene Proteine reagieren. Die restlichen, übrig gebliebenen T-Zellen können dann nur körperfremde Antigene erkennen und bekämpfen den Körper dadurch nicht selbst. Die Proteine in den selektierten Zellmembranen, auch T-Zell-Rezeptoren (TCR) genannt, können dann – ähnlich wie die von B-Lymphozyten produzierten Antikörper – körperfremde Stoffe erkennen. Im Gegensatz zu Antikörpern erkennen

T-Zellen körperfremde Stoffe jedoch nur dann, wenn deren Antigene auf der Oberfläche anderer Zellen an deren MHC gebunden sind. Freie Antigene werden von T-Lymphozyten nur erkannt, wenn sie von sogenannten antigenpräsentierenden Zellen aktiv vorgezeigt werden

1.3 Entstehung

Die genaue Ursache von Autoimmunerkrankungen ist trotz intensiver Forschung weiterhin unklar. Anerkannte Hypothesen gehen davon aus, dass Autoimmunkrankheiten durch angeborene „Empfänglichkeit“ (genetische Disposition) in Kombination mit äußeren Einflüssen erworben werden. Die genetische Veranlagung ist in erster Linie darauf zurückzuführen, dass verschiedene Menschen auf den Oberflächen ihrer Zellen auch verschiedene MHC-Molekül-Varianten exprimieren. Je nach Variante wird individuell bestimmt, welche der vielen Fragmente von den Molekülen eines Erregers den Immunzellen (vor allem T-Lymphozyten) präsentiert werden, und so zu einer Immunantwort führen. Manche MHC-Varianten präsentieren dabei Erreger-Bestandteile, die körpereigenen Strukturen ähneln, und die somit eine autoreaktive Immunreaktion auslösen.[1] Gibt es im Körper des Betroffenen solche genetisch bedingte Faktoren und kommen darüber hinaus ungünstige Umweltfaktoren wie starker Stress, Infektionen, Schwangerschaft hinzu, kann es zum Ausbruch von Autoimmunerkrankungen kommen. (engl. *Bad luck and bad genes.* ungefähr: ‚Pech und falsche Gene‘).

Eine andere These ist die Hygiene-Hypothese, die sich mit den Wechselwirkungen zwischen Bakterien und unserem Immunsystem beschäftigt. Durch zu wenig Auseinandersetzung mit Bakterien in der Umwelt könnte die Entstehung von Immunerkrankungen gefördert werden. Eine weitere Facette dieser These beschäftigt sich mit der Zusammensetzung der Darmbakterien und deren Auswirkung auf das Immunsystem. Frauen werden prinzipiell häufiger von Autoimmunerkrankungen betroffen und eine Studie an Mäusen lässt vermuten, dass die unterschiedliche Zusammensetzung der Darmbakterien von Frauen und Männern eine Ursache dafür sein könnte.

Des Weiteren geht man davon aus, dass bei der Selektion von T-Zellen während des Reifungsprozesses im Thymus einzelne autoreaktive T-Zellen der Kontrolle entgehen können, wenn ihnen nicht genügend Selbstantigen zur Verfügung steht. Dies ist z.B. der Fall, wenn das betreffende Selbstantigen weder im Thymus hergestellt wird, noch in ausreichender Konzentration von sogenannten Wanderzellen dorthin transportiert wird.

Die Zielstruktur der Autoimmunreaktion kann sich auf ein bestimmtes Organ (von der Haarwurzel bis zur Leber) beschränken oder den ganzen Körper (mehrere Organe und Gefäßsystem) befallen. Mischformen mit mehreren Autoimmunerkrankungen sind nicht selten.

2. Multiple Sklerose

Die multiple Sklerose (MS), auch als Encephalomyelitis disseminata (ED) bezeichnet, ist eine chronisch-entzündliche Erkrankung, bei der die Markscheiden (=

Myelinscheiden = elektrisch isolierende äußere Schicht der Nervenfasern) im zentralen Nervensystems (ZNS) angegriffen sind. Die Ursache dieser sog. Entmarkungserkrankung ist trotz großer Forschungsanstrengungen noch nicht geklärt. Sie ist neben der Epilepsie eine der häufigsten neurologischen Krankheiten bei jungen Erwachsenen und von erheblicher sozialmedizinischer Bedeutung. Bei der multiplen Sklerose entstehen in der weißen Substanz von Gehirn und Rückenmark verstreut vielfache (multiple) entzündliche Entmarkungsherde, die vermutlich durch den Angriff körpereigener Abwehrzellen auf die Myelinscheiden der Nervenzellfortsätze verursacht werden. Da die Entmarkungsherde im gesamten ZNS auftreten können, kann die multiple Sklerose fast jedes neurologische Symptom verursachen. Sehstörungen mit Minderung der Sehschärfe und Störungen der Augenbewegung (internukleäre Ophthalmoplegie) sind typisch, aber nicht spezifisch für die multiple Sklerose. Der Schweregrad der Behinderungen des Patienten wird häufig anhand einer Skala (EDSS) angegeben.
Die Krankheit ist nicht heilbar, jedoch kann der Verlauf durch verschiedene Maßnahmen oft günstig beeinflusst werden. Entgegen der landläufigen Meinung führt die multiple Sklerose nicht zwangsläufig zu schweren Behinderungen. Auch viele Jahre nach Beginn der Erkrankung bleibt die Mehrzahl der Patienten noch gehfähig.

2.1 Expanded Disability Status Scale

Die Expanded Disability Status Scale (EDSS) ist eine von John F. Kurtzke entwickelte Leistungsskala, die den

Schweregrad der Behinderung bei Multiple Sklerose-Patienten zum Zeitpunkt der Erhebung angibt. Die Skala beginnt bei Grad 0,0 und endet bei Grad 10,0, wobei höhere Grade im Laufe der Erkrankung nur von einem Teil der Erkrankten erreicht werden.
Der Arzt bezieht sich bei der Ermittlung des Grades auf die Untersuchung der Funktionellen Systeme (FS) des Patienten.

2.2 Funktionelle Systeme (FS)

1. Pyramidenbahn, z. B. Lähmungen
2. Kleinhirn, z. B. Ataxie, Tremor
3. Hirnstamm, z. B. Sprach/Schluckstörungen
4. Sensorium, z. B. Verminderung des Berührungssinns
5. Blasen- und Mastdarmfunktionen, z. B. Harn- bzw. Stuhlinkontinenz
6. Sehfunktionen, z. B. eingeschränktes Gesichtsfeld-Skotom
7. Zerebrale Funktionen, z. B. Wesensveränderung, Demenz

2.3 EDSS-Grade

Tabelle: Expanded Disability Status Scale (EDSS) nach KURTZKE (Kurzfassung nach[7])

0	normal	**6**	Krücke, Stock etc. nötig, um **100** m zu gehen
1	keine Behinderung, abnorme Untersuchungsbefunde	**7**	rollstuhlpflichtig (weniger als 5 m gehfähig)
2	minimale Behinderung		
3	mäßiggradige Behinderung	**8**	Bett oder Rollstuhl, Hilfe bei Körperpflege
4	gehfähig ohne Hilfe für mind. **500** m		
5	gehfähig (**200** m), starke Einschränkung der Arbeitsfähigkeit	**9**	hilflos
		10	Tod durch MS

3. <u>Spastische Tetraparese:</u>

Als Tetraparese bezeichnet man eine unvollständige Lähmung aller vier Extremitäten. Dabei wird zwischen spastischer und schlaffer Tetraparese unterschieden. Bei einer schlaffen Tetraparese ist der Muskeltonus vermindert (hypoton). Spastische Tetraparesen zeigen einen erhöhten (hypertonen) Muskeltonus.
Eine spastische Tetraparese entsteht typischerweise durch eine Schädigung des Rückenmarks oder durch einen frühkindlichen Hirnschaden. Seltener liegt eine isolierte Schädigung des Pons zugrunde. Schlaffe Tetraparesen können z. B. im Rahmen eines Guillain-Barré-Syndroms entstehen.
Tritt eine Lähmung bereits im Säuglingsalter auf, besteht wegen der fehlenden Bewegungsmöglichkeiten die Gefahr, dass sekundäre, lebenswichtige Reize nicht aufgenommen werden können. Häufig persistieren dadurch die infantilen Reflexe wie der *symmetrisch-tonische Nacken-Reflex* (STNR), der *tonische Labyrinth-Reflex* (TLR) oder der *asymmetrisch-tonische Nacken-Reflex* (ATNR). Betroffene haben Probleme mit der Auge-Hand-Koordination, dem Zusammenführen beider Hände und dem Überkreuzen der Körpermitte.

4. <u>Burnout-Syndrom</u>

Ein Burnout-Syndrom (engl. *burn out* ‚ausbrennen‘) bzw. Ausgebranntsein ist ein Zustand ausgesprochener emotionaler Erschöpfung mit reduzierter Leistungsfähigkeit. Es kann als Endzustand einer Entwicklungslinie bezeichnet werden, die mit idealistischer Begeisterung beginnt und über frustrierende Erlebnisse zu Desillusionierung und Apathie, psychosomatischen Erkrankungen und Depression oder Aggressivität und einer erhöhten Suchtgefährdung führt.[1] Das Burnout-Syndrom ist wissenschaftlich nicht als Krankheit anerkannt, sondern gilt im ICD-10 als ein Problem der Lebensbewältigung. Es handelt sich um eine körperliche, emotionale und geistige Erschöpfung aufgrund beruflicher oder anderweitiger Überlastung bei der Lebensbewältigung. Diese wird meist durch Stress ausgelöst, der wegen der verminderten Belastbarkeit nicht bewältigt werden kann.

4.1 Geschichte

Der Begriff *Burnout* tauchte wiederholt in den 1970er Jahren in den Vereinigten Staaten in der Öffentlichkeit im Zusammenhang mit Pflegeberufen auf. Zu größerer Popularität verhalf ihm der Roman von Graham Greene aus dem Jahr 1960 mit dem Titel *A Burnt-Out Case*, in dem ein desillusionierter Architekt seinen Beruf aufgab, um anschließend im afrikanischen Dschungel zu leben („Aussteiger“). In die Wissenschaft gelangte der Terminus Burnout durch Erfahrungsberichte und Interviews (explorative Studien) mit Betroffenen im Gesundheitswesen, also auf induktivem Wege (im Gegensatz zum verbreiteten deduktiven Ansatz). Die ersten wissenschaftlichen Artikel zu diesem Thema wurden 1974 vom amerikanischen Psychologen Herbert Freudenberger und 1976 von der Sozialpsychologin Christina Maslach (University of California, Berkeley) geschrieben (siehe Literatur).[3] In diesen grundlegenden Arbeiten wird das Burnout-Syndrom als Reaktion auf chronische Stressoren im Beruf beschrieben. Es hat drei Dimensionen:

1. eine überwältigende Erschöpfung *(overwhelming exhaustion)* durch fehlende emotionale und physische Ressourcen (Energien) als persönlicher Aspekt
2. Gefühle des Zynismus und der Distanziertheit *(detachment)* von der beruflichen Aufgabe (job) als zwischenmenschlicher Aspekt und

3. ein Gefühl der Wirkungslosigkeit (*inefficacy* – wegen mangelnder Ressourcen) und verminderter Leistungsfähigkeit als Aspekt der Selbstbewertung (Selbstbild; vgl. Selbstwirksamkeitserwartung).

Besonders betroffen sind Berufe, die es mit Menschen (als Klienten) zu tun haben, die sich in emotional belastenden Situationen befinden.

Seit den 1990er Jahren wurde der Begriff im Zusammenhang mit zahlreichen anderen Personengruppen in Verbindung gebracht. Dazu gehören unter anderem Politiker, (Leistungs-)Sportler, Forscher oder Langzeitpflegende kranker Angehöriger. Diese Ausweitung auf andere Berufsgruppen wird jedoch zum Teil kritisch beurteilt.

Scott T. Meier zeigte jedoch schon in den 1980er Jahren in einer Studie über Angehörige von lehrenden Berufen, dass Burnout enger mit depressiven Tendenzen

korreliert ist als mit der Arbeitszufriedenheit und es in diesem Bezug eine Überlappung gibt. Seit 2007 rücken verstärkt Burnout-Bedrohungen und Burnout-Ursachen bei Management-Kräften in den Blickpunkt, so bei der Studie von Ruth Stock-Homburg und Eva-Maria Bauer, der St. Galler-Burnout-Studie, der Hernstein-Studie für Österreich oder bei der Würzburger Burnout-Studie.
Viele Psychiater halten das Burnout-Syndrom für eine Modediagnose, die als Grundlage zahlreicher Arbeitsunfähigkeitsbescheinigungen ein gesundheitsökonomischer Faktor geworden sei und die Diagnose einer Depression behindern könne.

4.2 Symptome

Folgt man dem Diagnoseschlüssel der ICD *(vital exhaustion)* und legt man die Forschungsergebnisse zur Diagnose des Burnout-Syndroms seit Mitte der 1970er Jahre zugrunde, lassen sich die Symptome aus den wichtigsten validierten Testverfahren ableiten (siehe Abschnitt *Diagnose und Fragebögen*). Ausgangspunkt ist das weltweit am häufigsten eingesetzte *Maslach Burnout Inventory* (MBI). Dieses wurde unter anderem durch das *Copenhagen Burnout Inventory* (CBI) und das *Oldenburg Burnout Inventory* (OLBI) modifiziert, aber im Kern nicht verändert. Auf dieser Grundlage lassen sich die Symptome in drei Kategorien (Dimensionen) einteilen:

1. Emotionale Erschöpfung (*exhaustion* oder *fatigue*): Diese Erschöpfung resultiert aus einer übermäßigen emotionalen oder physischen

Anstrengung (Anspannung). Es ist die Stress-Dimension des Burnout-Syndroms. Die Betroffenen fühlen sich schwach, kraftlos, müde und matt. Sie leiden unter Antriebsschwäche und sind leicht reizbar.

2. Depersonalisierung: Mit dieser Reaktion auf die Überlastung stellen die Betroffenen eine Distanz zwischen sich selbst und ihren Klienten (Patienten, Schülern, Pflegebedürftigen, Teamkollegen oder Kunden) her. Das äußert sich in einer zunehmenden Gleichgültigkeit und teilweise zynischen Einstellung gegenüber diesen Personen. Mit anderen Worten: Sie lassen die Probleme und Nöte der Klienten nicht mehr an sich herankommen und konzentrieren sich auf den sachlichen Aspekt der Beziehung. Die Arbeit wird zur reinen unpersönlichen Routine.

3. Erleben von Misserfolg: Die Betroffenen haben häufig das Gefühl, dass sie trotz Überlastung nicht viel erreichen oder bewirken. Es mangelt an den Erlebnissen des Erfolges. Weil die Anforderungen quantitativ und qualitativ steigen und sich ständig verändern, erscheint die eigene Leistung im Vergleich zu den wachsenden Anforderungen gering.

> Diese Diskrepanz zwischen Anforderungen und Leistungen nimmt der Betroffene als persönliche Ineffektivität bzw. Ineffizienz wahr. Dies ist mit eine Folge der Depersonalisierung, weil die Betroffenen sich von ihren Klienten entfernt haben und auf deren Erwartungen nicht mehr wirksam eingehen können. Darunter leidet der Glaube an den Sinn der eigenen Tätigkeit.

Das Burnout-Syndrom kann ähnliche Symptome wie das Boreout-Syndrom aufweisen: Der Begriff stammt vom englischen *bore = (sich) langweilen* und bezeichnet den Zustand beruflicher Unterforderung und Unzufriedenheit. Dieser Zustand kann von gleichzeitig hoher Geschäftigkeit und reduzierter Leistungsfähigkeit sowie emotionaler Erschöpfung begleitet sein

5. <u>Depression</u>

Die Depression (von lateinisch *deprimere* „niederdrücken“) ist eine psychische Störung. Ihre typischen Zeichen sind beständig und eingengt negative Stimmung und Gedanken, Verlust an Freude, Lustempfinden, Interesse und Antrieb, Verlust an Selbstwertempfinden, an geistiger Leistungssfähigkeit und an Einfühlungsvermögen. Diese Symptome, die auch bei gesunden Menschen zeitweise natürlich auftreten, sind in der Depression unverhältnismäßig verfestigt, dauerhaft und von den Betroffenen

vermindert beeinflussbar.
In der Psychiatrie wird die Depression den affektiven Störungen zugeordnet. Die Diagnose wird nach Symptomen und Verlauf gestellt. Entsprechend dem Verlauf unterscheidet man im gegenwärtig verwendeten Klassifikationssystem ICD 10 die *depressive Episode* und die *rezidivierende (wiederkehrende) depressive Störung*.
Zur Behandlung *depressiver Störungen* werden nach Aufklärung über die Ursachen und den Verlauf der Erkrankung entweder Antidepressiva eingesetzt oder (je nach Schweregrad) auch eine Psychotherapie ohne Medikation (beispielsweise kognitive verhaltenstherapeutische oder tiefenpsychologische Verfahren). Im alltäglichen Sprachgebrauch wird der Begriff *depressiv* häufig – beispielsweise für eine Verstimmung – verwendet; gleichwohl ist die Depression im psychiatrischen Sinne eine ernste behandlungsbedürftige Störung, deren Symptome sich der Beeinflussung durch reine Willenskraft entziehen.

5.1 Symptome

Laut ICD-10 wird zwischen drei Haupt- und sieben Zusatzsymptomen unterschieden.
Die Hauptsymptome sind:

1. depressive Stimmung: Die Depression ist charakterisiert durch Stimmungseinengung oder bei einer schweren Depression dem „Gefühl der Gefühllosigkeit“ bzw. dem Gefühl anhaltender innerer Leere.

2. Interesseverlust, Freudlosigkeit: Verlust der Fähigkeit zu Freude oder Trauer; Verlust der affektiven Resonanz, d. h. die Stimmung des Patienten ist durch Zuspruch nicht aufzuhellen.
2. Antriebsmangel, erhöhte Ermüdbarkeit: Ein weiteres typisches Symptom ist die Antriebshemmung. Bei einer schweren depressiven Episode können Betroffene in ihrem Antrieb so gehemmt sein, dass sie auch einfachste Tätigkeiten wie Körperpflege, Einkaufen oder Abwaschen nicht mehr verrichten können.

Die Zusatzsymptome sind:

- Verminderte Konzentration und Aufmerksamkeit
- Vermindertes Selbstwertgefühl und Selbstvertrauen
- Schuldgefühle und Gefühle von (Minderwertigkeit)
- Negative und pessimistische Zukunftsperspektiven: Charakteristisch sind übertriebene Sorge um die Zukunft, unter Umständen übertriebene Beunruhigung durch Bagatellstörungen im Bereich des eigenen Körpers (siehe

Hypochondrie), das Gefühl der Hoffnungslosigkeit, der Hilflosigkeit oder tatsächliche Hilflosigkeit

- Suizidgedanken oder -handlungen: Schwer Betroffene empfinden oft eine völlige Sinnlosigkeit ihres Lebens. Häufig führt dieser qualvolle Zustand zu latenter oder akuter Suizidalität.
- Man geht davon aus, dass rund die Hälfte der Menschen, die einen Suizid begehen, an einer Depression gelitten haben. 2010 verübten in Deutschland rund 7000 Menschen mit Depression Suizid.
- Bei der Depression handelt es sich daher um eine sehr ernste Störung, die umfassender Therapie bedarf.
- Schlafstörungen
- Verminderter Appetit

Ferner kann zusätzlich noch ein somatisches Syndrom vorliegen:

2. Interessenverlust oder Verlust der Freude
2. Mangelnde Fähigkeit emotional auf die Umwelt zu reagieren
1. Frühmorgendliches Erwachen: Der Schlaf ist gestört in Form von

vorzeitigem Erwachen, mindestens 2 Stunden vor der gewohnten Zeit. Diese Schlafstörungen sind Ausdruck eines gestörten 24-Stunden-Rhythmus. Die Störung des chronobiologischen Rhythmus ist ebenfalls ein charakteristisches Symptom.

1. Morgentief: Häufig geht es dem Kranken vormittags besonders schlecht. Bei einer seltenen Krankheitsvariante verhält es sich umgekehrt: Es tritt ein sogenanntes „Abendtief“ auf, d. h. die Symptome verstärken sich gegen Abend und das Einschlafen ist erschwert oder erst gegen Morgen möglich.
4. Psychomotorische Hemmung oder Agitiertheit: Die Hemmung von Bewegung und Initiative geht häufig mit innerer Unruhe einher, die körperlich als ein Leibgefühl wahrgenommen wird und sehr quälend sein kann (stumme Exzitation, *lautlose Panik*).

- Deutliche Appetitlosigkeit,
- Gewichtsabnahme, Gewichtszunahme („Kummerspeck“),
- Auch kann sich das sexuelle

Interesse vermindern oder erlöschen (Libidoverlust).

Depressive Erkrankungen gehen gelegentlich mit körperlichen Symptomen einher, sogenannten *Vitalstörungen*, Schmerzen in ganz unterschiedlichen Körperregionen, am typischsten mit einem quälenden Druckgefühl auf der Brust. Während einer depressiven Episode ist die Infektionsanfälligkeit erhöht. Beobachtet wird auch sozialer Rückzug, das Denken ist verlangsamt (Denkhemmung), sinnloses Gedankenkreisen (Grübelzwang), Störungen des Zeitempfindens. Häufig bestehen Reizbarkeit und Ängstlichkeit. Hinzukommen kann eine Überempfindlichkeit gegenüber Geräuschen.

5.2 Diagnose nach Schweregrad

Der Schweregrad wird nach ICD-10 gemäß der Anzahl Symptome eingeteilt:[2]

- Leichte Depression: 2 Hauptsymptome und 2 Zusatzsymptome
- Mittelschwere Depression: 2 Hauptsymptome und 3-4 Zusatzsymptome
- Schwere Depression: 3 Hauptsymptome und 5 oder mehr Zusatzsymptome

6. Persönlichkeitsstörung

Persönlichkeitsstörungen sind schwere Störungen der Persönlichkeit und des Verhaltens, bei denen bestimmte

Merkmale der Persönlichkeitsstruktur in besonderer Weise ausgeprägt, unflexibel oder wenig angepasst sind. Sie bezeichnen Erlebens- und Verhaltensmuster aufgrund von Entwicklungsbedingungen in der Kindheit und späteren Lebensabschnitten, genetischen Faktoren oder erworbenen Hirnschäden. Diese Verhaltensmuster weichen von einem flexiblen, situationsangemessenen Erleben und Verhalten in charakteristischer Weise ab. Die persönliche und soziale Funktions- und Leistungsfähigkeit ist meistens beeinträchtigt.
Persönlichkeitsstörungen werden nach charakteristischen Merkmalen unterteilt, wobei jedoch häufig Überschneidungen vorkommen. In Psychiatrie und klinischer Psychologie wurden verschiedene Typologien oder Klassifikationssysteme entwickelt, wie ICD-10 und DSM-IV. Nach ICD-10 gehören die Persönlichkeitsstörungen zum Symptomkomplex *psychische und Verhaltensstörungen*.

7. <u>**Borderline-Persönlichkeitsstörung**</u>

Borderline-Persönlichkeitsstörung (abgekürzt BPS) oder *emotional instabile Persönlichkeitsstörung des Borderline-Typs* ist die Bezeichnung für eine Persönlichkeitsstörung, die durch Impulsivität und Instabilität in Bezug auf zwischenmenschliche Beziehungen, Stimmung und Selbstbild gekennzeichnet ist.[2]
Bei einer solchen Störung sind bestimmte Vorgänge in den Bereichen Gefühle, Denken und Handeln beeinträchtigt, was sich durch negatives und teilweise

paradox wirkendes Verhalten in zwischenmenschlichen Beziehungen sowie gegenüber sich selbst äußert. Die BPS wird häufig von weiteren Belastungen begleitet (hohe Komorbidität), darunter dissoziative Störungen, Depressionen sowie verschiedene Formen selbstverletzenden Verhaltens (SVV).
Das Wort *Borderline* bedeutet auf deutsch *Grenzlinie.* Der US-amerikanische Psychoanalytiker Adolf Stern beschrieb 1938 die meisten Symptome, die heute zur Diagnose BPS führen, und sprach von „the border line group". Diese Bezeichnung beruhte auf einem psychoanalytischen Verständnis, das eine Art Übergangsbereich von neurotischen und psychotischen Störungen annahm, da man Symptome aus beiden Bereichen identifizierte.[4][5] Seit den Arbeiten Kernbergs ist der Begriff in der psychoanalytischen Diagnostik keine „Verlegenheitsdiagnose"[6] mehr, sondern als eigenes Krankheitsbild anerkannt.[7]
Die moderne operationalisierte Diagnostik hat sich von diesen theoriegeleiteten Konzepten weitgehend abgelöst. Sie beschreibt Erlebens- und Verhaltensmuster, die das Störungsbild kennzeichnen, was sich darin ausdrückt, dass der Begriff in den *Diagnostischen und statistischen Leitfaden psychischer Störungen* (DSM) und die *Internationale statistische Klassifikation der Krankheiten und verwandter Gesundheitsprobleme* (ICD) der Weltgesundheitsorganisation (WHO) aufgenommen wurde.

7.1 Klassifizierung nach DSM-IV

Im DSM-IV, dem Klassifikationssystem der American

Psychiatric Association, wurde 1994 die Borderline-Persönlichkeitsstörung wie folgt definiert:
Ein tiefgreifendes Muster von Instabilität in den zwischenmenschlichen Beziehungen, im Selbstbild und in den Affekten sowie deutliche Impulsivität. Der Beginn liegt oftmals im frühen Erwachsenenalter oder in der Pubertät und manifestiert sich in verschiedenen Lebensbereichen.
Mindestens fünf der folgenden Kriterien müssen erfüllt sein, wenn von einer solchen Störung gesprochen wird:

- Starkes Bemühen, tatsächliches oder vermutetes Verlassenwerden zu vermeiden. *Beachte:* Hier werden keine suizidalen oder selbstverletzenden Handlungen berücksichtigt, die in Kriterium 5 enthalten sind.
- Ein Muster instabiler, aber intensiver zwischenmenschlicher Beziehungen, das durch einen Wechsel zwischen den Extremen der Idealisierung und Entwertung gekennzeichnet ist.
- Identitätsstörung: ausgeprägte und andauernde Instabilität des Selbstbildes oder der Selbstwahrnehmung.
- Impulsivität in mindestens zwei potenziell selbstschädigenden Bereichen (z. B. Geldausgeben, Sexualität, Substanzmissbrauch, rücksichtsloses Fahren, zu viel oder

zu wenig essen). *Beachte:* Hier werden keine suizidalen oder selbstverletzenden Handlungen berücksichtigt, die in Kriterium 5 enthalten sind.

- Wiederholte suizidale Handlungen, Selbstmordandeutungen oder -drohungen oder Selbstverletzungsverhalten.
- Affektive Instabilität infolge einer ausgeprägten Reaktivität der Stimmung (z. B. hochgradige episodische Dysphorie, Reizbarkeit oder Angst, wobei diese Verstimmungen gewöhnlich einige Stunden und nur selten mehr als einige Tage andauern).
- Chronische Gefühle von Leere.
- Unangemessene, heftige Wut oder Schwierigkeiten, die Wut zu kontrollieren (z. B. häufige Wutausbrüche, andauernde Wut, wiederholte körperliche Auseinandersetzungen).
- Vorübergehende, durch Belastungen ausgelöste paranoide Vorstellungen oder schwere dissoziative Symptome.

Die diagnostischen Kriterien nach DSM-5 von 2013 entsprechen denjenigen nach DSM-IV.
Im ICD, dem Klassifikationssystem der

Weltgesundheitsorganisation (WHO), ist die Borderline-Persönlichkeitsstörung eine Unterform der *emotional instabilen Persönlichkeitsstörung*: Der *Impulsive Typus* dieser Störung ist geprägt durch mangelnde Impulskontrolle und unberechenbare Handlungen. Beim *Borderline-Typus* sind zusätzlich das eigene Selbstbild und das Beziehungsverhalten noch stärker beeinträchtigt. Dieser Typus entspricht ungefähr der Definition der Borderline-Störung im DSM-IV.

7.2 Differentialdiagnostik

Einige der Symptome können auch bei anderen Störungsbildern auftreten, so z. B. bei Depressionen, Schizophrenien, schizoaffektiven Psychosen, beim Asperger-Syndrom und anderen Formen des Autismus, bei der Aufmerksamkeitsdefizit-/Hyperaktivitätsstörung (ADHS), bei bipolaren Störungen, schizoiden Persönlichkeitsstörungen, narzisstischen Persönlichkeitsstörungen, histrionischen Persönlichkeitsstörungen, schizotyper Störung oder bei paranoiden Persönlichkeitsstörungen. Die Diagnose erfordert daher eine sorgfältige differentialdiagnostische Abklärung.

7.3 Verbreitung

Eine US-amerikanische Untersuchung fand in einer Bevölkerungsstichprobe von 2004-2005 bei 34.653 Erwachsenen eine Lebenszeitprävalenz von 5,9 %, dabei 6,2 % bei Frauen und 5,6 % bei Männern. Der geringe Geschlechterunterschied war statistisch nicht

signifikant.
Die Daten von 6.330 11-jährigen Kindern in Bristol (England) von 2002-2004 zeigten, dass 3,2 % die Kriterien von DSM-IV erfüllten. Auch hier war der Geschlechterunterschied unbedeutend.
Die US-amerikanische Stichprobe zeigte eine stetige Abnahme der Prävalenz mit zunehmendem Alter, 20–29 Jahre: 9,3 %; 30–44 Jahre: 7,0 %; 45–64 Jahre: 5,5 %; 65+ Jahre: 2,0 %. Eine auffällige Abnahme zeigte sich auch in einer Längsschnittstudie (Longitudinalstudie) von 290 BPS-Patienten über einen Zeitraum von sechs Jahren am McLean Hospital (Massachusetts/USA) in Zusammenarbeit mit der Harvard Medical School.